T0220606

Wirkung ohne Wirksamkeit

Johannes Köbberling

Wirkung ohne Wirksamkeit

Unspezifische therapeutische
Wirkungen in der Medizin

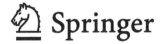 Springer

Johannes Köbberling
Wuppertal, Deutschland

ISBN 978-3-662-65563-4   ISBN 978-3-662-65564-1   (eBook)
https://doi.org/10.1007/978-3-662-65564-1

Die Deutsche Nationalbibliothek verzeichnet diese Publikation in der Deutschen Nationalbibliografie; detaillierte bibliografische Daten sind im Internet über http://dnb.d-nb.de abrufbar.

Fotonachweis Umschlag: © bittedankeschön/Adobe Stock

Planung/Lektorat: Renate Eichhorn
Springer ist ein Imprint der eingetragenen Gesellschaft Springer-Verlag GmbH, DE und ist ein Teil von Springer Nature.
Die Anschrift der Gesellschaft ist: Heidelberger Platz 3, 14197 Berlin, Germany

Vorwort

In der wissenschaftlich orientierten Medizin spielt die Frage nach der Wirksamkeit ihrer Methoden, speziell auch der Medikamente, eine zentrale Rolle. Zum Nachweis der Wirksamkeit sind klar definierte und wissenschaftlich erprobte Methoden etabliert. Der Goldstandard für die Wirksamkeitsprüfung sind randomisierte kontrollierte Studien Eine nachgewiesene Wirksamkeit ist Grundlage für eine Zulassung von Medikamenten zur Anwendung am Menschen.

Immer wieder stößt man aber auf Verfahren, deren Anhängerinnen oder Anhänger eine Alternative darin sehen, auf einen Wirksamkeitsnachweis zu verzichten und stattdessen ganz auf beobachtete Wirkungen zu bauen. Eine Wirkung ist aber nicht mit einer Wirksamkeit gleichzusetzen, und aus einer beobachteten Wirkung kann nicht auf eine Wirksamkeit der eingesetzten Methode geschlossen werden. Verfahren ohne nachgewiesene Wirksamkeit, insbesondere solche, für die eine Wirksamkeitsuntersuchung bewusst abgelehnt wird, werden als Alternativmedizin zusammengefasst. Der prinzipielle Unterschied zwischen den sehr vielfältigen Angeboten der Alternativmedizin und denen der wissenschaftlich orientierten Medizin besteht also in der Frage nach ihrer Wirksamkeit. Im Zentrum der vorliegenden Monografie steht die Gegenüberstellung von Wirksamkeit als Basis der wissenschaftlich orientierten Medizin und von Wirkungen ohne Wirksamkeit, die die Grundlage der Alternativmedizin darstellen.

Die auf Wirksamkeitsbelege verzichtende Alternativmedizin stellt kein unbedeutendes Randphänomen mehr dar. Sie findet Anhänger in weiten Kreisen der Gesellschaft und ist fest in der Mitte unseres Gemeinwesens verankert. Trotz unermesslicher Fortschritte der modernen Medizin zum

Nutzen der Menschheit und trotz eines der besten Gesundheitssysteme der Welt wenden sich in Deutschland viele Menschen von der wissenschaftlich fundierten Medizin ab und suchen stattdessen Heil und Trost bei alternativen Verfahren, deren Wirksamkeit nicht belegt ist. Sie betonen individuelle Erfahrungen und halten wissenschaftliche Wirksamkeitsprüfungen für entbehrlich. Unter vielfältigen Begründungen, gestützt von Ablehnung gegenüber manchen unerfreulichen Entwicklungen der Medizin, entwickelt sich ein fester Glaube an solche Alternativen, der gegenüber sachlichen Informationen und Aufklärung weitgehend resistent ist.

Angesichts der hohen Beliebtheit und breiten Verbreitung der Alternativmedizin und der immer wieder berichteten positiven Wirkungen mit weitgehender Freiheit von Nebenwirkungen stellen sich wissenschaftstheoretische, medizinische, ethische und andere Fragen, die einer vertiefenden Reflexion und eines ausführlichen Diskurses bedürfen.

Obwohl die Auffassungen zu Wirkung und Wirksamkeit bei wissenschaftlich ausgebildeten Ärztinnen und Ärzten einerseits und Anhängerinnen und Anhängern der Alternativmedizin andererseits grundsätzlich verschieden sind, unterbleibt meist der notwendige Diskurs über die wirklich trennenden Unterschiede. Stattdessen wird eine zunehmende Vertretung der Alternativmedizin auch in originär der Wissenschaft zugehörenden Bereichen hingenommen, etwa in Form von Lehrstühlen an deutschen Universitäten. Bis in die ärztliche Selbstverwaltung, die Träger der sozialen Sicherungssysteme oder die legislativen Parlamente ist eine Akzeptanz der unwissenschaftlichen Medizin verbreitet.

Die notwendige Auseinandersetzung wird erschwert, wenn die Alternativmedizin wegen der mangelnden Wirksamkeit pauschal abqualifiziert wird und wenn beobachtete Wirkungen grundsätzlich bezweifelt werden. Wichtig ist dagegen, die trennenden Unterschiede zu verstehen und sachlich zu beschreiben. Der Schlüssel für eine sachliche Auseinandersetzung liegt in der Erkenntnis, dass bei Anwendung von Verfahren aus der Alternativmedizin zweifellos häufig Wirkungen beobachtet werden. Diese trotz Fehlens spezifischer Wirksamkeit auftretenden Wirkungen werden als Kontextwirkungen bezeichnet. Jede therapeutische Maßnahme ist mit Begleitfaktoren verbunden, die ganz unabhängig von einem spezifisch eingesetzten Medikament oder einem speziellen Verfahren wirken. Die Kontextfaktoren setzen sich aus sehr vielfältigen Faktoren zusammen, die sowohl auf Patientenseite als auch auf der Seite der Behandler liegen. Sie sind von Umwelt und Milieu sowie vom allgemeinen Behandlungssetting abhängig. Von großer Bedeutung sind die Applikationsart und Eigenschaften der verabreichten Medikamente wie Form, Farbe, Größe und Geschmack. Der wichtigste

Wegbereiter für die Kontextfaktoren ist aber die Zuwendung der Ärztinnen und Ärzte oder auch der Heilpraktikerinnen und Heilpraktiker, wobei Empathie, Geduld und der Zeitaufwand eine große Rolle spielen. Die ausgeprägte Wirkung solcher Kontextfaktoren ist wissenschaftlich gut belegt.

Kontextabhängige Wirkungen treten begleitend auch bei jeder Therapie mit wirksamen Substanzen im Sinne der wissenschaftlichen Medizin auf. In vielen Fällen unterstützen sie den angestrebten Therapieeffekt, sie können ihm aber auch abträglich sein. Die kontextabhängigen Wirkungen treten in analoger Weise auch ohne die Gabe eines wirksamen Medikamentes auf. Hierfür wird häufig der Begriff „Placebo-Wirkung" verwendet, der den Sachverhalt aber nur unvollständig wiedergibt und der auch als abwertende Beurteilung missverstanden werden kann. Deshalb wird in der vorliegenden Monografie der umfassendere Begriff der „Kontextwirkungen" verwendet.

Die entscheidende Erkenntnis liegt darin, dass bei einer Verwendung von Placebos und aller nicht wirksamen therapeutischen Verfahren die beobachteten Wirkungen ausschließlich auf die Kontextfaktoren zurückzuführen sind. Aus beobachteten Wirkungen kann dann aber nicht auf eine Wirksamkeit zurückgeschlossen werden. Dies gilt insbesondere für die Verfahren aus der Alternativmedizin, bei denen sehr unterschiedliche unspezifische Wirkungen beschrieben werden.

Die wahrheitsgemäße Aufklärung von Patienten über die Art der angebotenen Therapie gehört zu den Grundanforderungen ärztlichen Handelns, und eine Täuschung von Patienten widerspricht den ethischen Anforderungen an Ärzte. Nach neueren wissenschaftlichen Erkenntnissen ist eine Täuschung des Patienten oder der Patientin über die tatsächlich verabreichte Substanz kein wichtiger Bestandteil der Kontextwirkungen. Auch eine Offenlegung der Placebo-Natur verhindert nicht das Eintreten von Wirkungen. Das ethische Problem der Patiententäuschung ließe sich also dadurch umgehen, dass die Placebo-Verwendung offen erfolgt. Bei einer ausschließlichen Verwendung von unwirksamen Verfahren, die nur auf kontextabhängige Wirkungen bauen, ergeben sich aber verschiedene weitere ethische Probleme, die ausführlich besprochen werden sollen.

Die segensreichen Fortschritte der modernen Medizin sind ausschließlich mit wirksamen Verfahren verbunden. Ein Beitrag der alternativen Medizin findet sich darunter nicht. Die Wahrung der Wissenschaft in der Medizin stellt eine ethische Verpflichtung dar. Eine am Patientenwohl orientierte menschliche Medizin lässt sich nur durch die Wissenschaft realisieren.

Die Wissenschaftlichkeit ist aber nicht die alleinige Voraussetzung für eine gute Medizin. Eine am Wohl der Patienten ausgerichtet gute Medizin erfordert darüber hinaus Empathie und verschiedene weitere Aspekte der Patientenzuwendung.

Zu schnellen Orientierung werden in allen Kapiteln die wichtigsten Kernaussagen in ein bis zwei Sätzen zusammengefasst und optisch hervorgehoben.

Eine Falldarstellung als Einstieg

Als ein Einstieg in die Erörterungen zu Wirkung und Wirksamkeit, zu Placebo und Kontextfaktoren, insbesondere zu der Bedeutung der Patientenzuwendung, und zu den damit zusammenhängenden wissenschaftlichen und ethischen Fragen soll die folgende Fallskizze dienen, auf die an verschiedenen Stellen des Buches Bezug genommen wird.

Die behandelnde Ärztin hat sich davon überzeugt, dass bei ihrer Patientin funktionelle oder emotionale Störungen vorliegen, die mit einem gewissen Leidensdruck verbunden sind. Ernsthafte organischen Störungen, die einer weiteren Diagnostik oder einer spezifischen Therapie bedürft hätten, lagen nicht vor, und die Gabe eines wirksamen Arzneimittels erschien nicht erforderlich. Deshalb wollte die Ärztin die positiven kontextabhängigen Wirkungen nutzen, die sich aus der Zuwendung zu der Patientin und der Verschreibung eines Medikaments ergeben. Sie entschied sich für die Gabe eines homöopathischen Präparates, das zwar unwirksam aber mit großer Sicherheit nebenwirkungsfrei ist. Auf eine Aufklärung über die Natur des Präparates wurde verzichtet, weil ja die Patientin von der Wirksamkeit des verabreichten Mittels überzeugt sein sollte. Während des ganzen Behandlungsvorganges hat die Ärztin der Patientin gut zugehört, ausreichend Zeit eingesetzt, empathisch reagiert und die Überzeugung zum Ausdruck gebracht, dass ihre Behandlungsmethode die genannten Störungen beseitigen oder zumindest bessern werde. Dieser erhoffte Effekt ist auch tatsächlich eingetreten.

Die Ärztin hat im vorliegenden Fall die Patientin vor unnötigen und potenziell mit Nebenwirkungen behafteten Medikamenten bewahrt und ihr unter Vermeidung von Risiken geholfen. Sie ist davon überzeugt, dass ihr Vorgehen nicht nur ethisch gerechtfertigt, sondern sogar ärztlich geboten war. Es handelt sich um einen typischen Fall der therapeutischen Nutzung von Kontextwirkungen. Dieses auf den ersten Blick verständliche Vorgehen wirft jedoch eine Reihe von Fragen auf.

- Ist der Behandlungserfolg durch das homöopathische Präparat eingetreten oder waren andere Kontextfaktoren entscheidend?
- War es wichtig, als unwirksames Medikament ein Homöopathikum zu verwenden, oder hätte jede andere Form eines Placebos zum gleichen Erfolg geführt?
- War es überhaupt wichtig, ein Medikament zu verabreichen, oder hätte die Zuwendung der Ärztin allein zum Behandlungserfolg geführt?
- War es ethisch vertretbar, auf eine Aufklärung der Patientin über die mangelnde Wirksamkeit des Präparates zu verzichten?
- Wäre der Behandlungserfolg auch eingetreten, wenn die Patientin über die mangelnde Wirksamkeit des Medikamentes aufgeklärt worden wäre?

Darüber hinaus treten weitere Fragen zu ethischen Problemen auf, die sich im Zusammenhang mit der Nutzung kontextabhängiger Therapieeffekte ohne Einsatz wirksamer Substanzen ergeben.

Danksagungen

Der Entstehung dieses Buches sind über viele Jahre Gespräche mit Kolleginnen und Kollegen vorausgegangen, die zu vielseitigen Anregungen geführt haben. Für die zeitweise schwierigen, aber immer konstruktiven Diskurse bedanke ich mich herzlich.

Ein besonderer Dank gilt Herrn Professor Dr. Manfred Anlauf, mit dem mich seit langer Zeit eine Zusammenarbeit beim Umgang mit nicht-wissenschaftlicher Medizin verbindet. Manfred Anlauf hat wesentliche Teile dieses Buches kritisch gelesen und mit zahlreichen Anmerkungen und Ergänzungsvorschlägen versehen.

Meine Tochter Dr. Anna Köbberling hat dankenswerterweise fast alle Kapitel des Buches sorgfältig lektoriert, insbesondere unter dem Aspekt der Verständlichkeit auch für interessierte Personen außerhalb von Medizin oder Wissenschaft.

Dankbar bin ich auch meiner Ehefrau, Dr. Christa Wagner, die in vielen Gesprächen die Sichtweise als Hausärztin eingebracht und verschiedene Verbesserungsvorschläge und Korrekturen im Text veranlasst hat.

Weitere Kollegen haben einzelne Abschnitte des Buches kritisch beurteilt und ihrerseits Ergänzungsvorschläge gemacht. Zu nennen sind insbesondere Professor Dr. Bernd Sanner, Dr. Johannes Vesper, Dr. Nicolai von Schroeders und Professor Dr. Jürgen Windeler. Ihnen allen sei herzlichst gedankt.

Inhaltsverzeichnis

Über den Autor

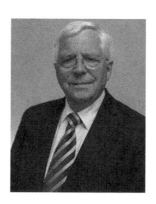

Johannes Köbberling wurde 1940 in Ostpreußen geboren. Er hat an der Universität Göttingen Medizin studiert, die Weiterbildung zum Internisten absolviert und sich im Jahr 1972 auch dort habilitiert.

Im Jahr 1986 wurde er als Direktor der Medizinischen Klinik an den Städtischen Kliniken Wuppertal berufen, seit 2000 am dortigen Petrus Krankenhaus. Von dieser Position aus bekleidete er den Lehrstuhl für Innere Medizin an der Universität Witten/Herdecke. Die wissenschaftliche Tätigkeit von Johannes Köbberling bezog sich überwiegend auf Fragen der Diabetologie und der Endokrinologie, in späteren Jahren auch auf verschiedene Aspekte der Bedeutung der Wissenschaft in der Medizin.

Im Jahr 1997 war Johannes Köbberling Präsident der Deutschen Gesellschaft für Innere Medizin, im Jahr 2003 Präsident des Kongresses der Europäischen Föderation für Innere Medizin. In vielen Gremien von Wissenschaft und Medizin war Johannes Köbberling aktiv tätig, unter anderem als Mitglied in der Arzneimittelkommission der deutschen Ärzte-schaft, der Ethikkommission und der Gutachterkommission für ärztliche Behandlungsfehler der Ärztekammer Nordrhein sowie des wissenschaft-lichen Beirats am Institut für Qualität und Wirtschaftlichkeit in der Medizin. Nach seiner Pensionierung hat er sich intensiv mit Fragen der Patientensicherheit befasst und das Risikomanagement an verschiedenen Kliniken geleitet.

Für seine aktiven Bemühungen um die ärztliche Weiterbildung wurde ihm im Jahr 2009 die Ernst-von-Bergmann-Plakette der Bundesärzte-kammer verliehen. Für seinen konsequenten Einsatz für die evidenzbasierte Medizin hat Johannes Köbberling 2017 das Bundesverdienstkreuz am Bande erhalten, und im Jahr 2019 wurde er durch die Deutsche Gesellschaft für Innere Medizin mit der Leopold-Lichtwitz-Medaille ausgezeichnet.

1

Der Begriff „Wissenschaft" im Zusammenhang mit Medizin

1.1 Wissenschaft ist mehr als Naturwissenschaft

Entgegen einem verbreiteten Vorurteil beziehen sich die Merkmale der Wissenschaft in der Medizin nicht speziell auf die Naturwissenschaft. Die falsche Gleichsetzung von Wissenschaft und Naturwissenschaft ist dem Wissenschaftsgedanken abträglich und führt leicht zu Missverständnissen. Unbestreitbar hat die Naturwissenschaft wesentlich zum Fortschritt der Medizin beigetragen, aber die medizinische Wissenschaft ist mehr als Naturwissenschaft. Sie geht häufig nach anderen Methoden als die exakte Naturwissenschaft vor, und sie bezieht zum Beispiel auch Methoden der Psychologie oder der Sozialwissenschaften ein.

> Die wissenschaftliche Medizin ist nicht mit Naturwissenschaft gleichzusetzen. Sie bezieht auch Erkenntnisse anderer Wissenschaftsgebiete ein, zum Beispiel der Psychologie oder der Sozialwissenschaften.

Die Medizin ist eine Handlungswissenschaft zum Nutzen der gesundheitlichen Interessen der Patienten [1, 2]. Auch die wissenschaftliche Medizin orientiert sich an Werten und kulturellen Erwartungen. Sie berücksichtigt politische, seelsorgerliche oder gesellschaftliche Vorgaben, die keiner wissenschaftlichen Begründung unterliegen [3].

J. Köbberling, *Wirkung ohne Wirksamkeit*, https://doi.org/10.1007/978-3-662-65564-1_1

1.2 Widerlegbarkeit und Unsicherheit wissenschaftlicher Aussagen

Die wissenschaftliche Medizin berücksichtigt bei ihrem Vorgehen die Erkenntnisse der Grundlagenforschung, und sie nimmt Abweichungen des Beobachteten vom Erwarteten zum Anlass, das eigene Vorgehen zu überprüfen. Entscheidend für die wissenschaftliche Medizin ist, dass sie sich selbst immer wieder infrage stellt und bereit ist, ihre Ergebnisse und Aussagen jederzeit auch extern überprüfen zu lassen. Eine Widerlegbarkeit ist Bestandteil und Voraussetzung einer jeden wissenschaftlichen Aussage. Prinzipiell nicht widerlegbare Aussagen sind dagegen wertlos. So ist zum Beispiel die Aussage über eine eingetretene Heilung im zeitlichen Zusammenhang mit der Einnahme einer bestimmten Substanz nicht widerlegbar, sie hat aber, wenn sie sich auf einen Einzelfall bezieht, keinen wissenschaftlichen Wert.

> Die Widerlegbarkeit ist Bestandteil und Voraussetzung einer jeden wissenschaftlichen Aussage. Prinzipiell nicht widerlegbare Aussagen sind dagegen wertlos.

Die wissenschaftliche Medizin ist mit vielen Unsicherheiten behaftet. Bei einer großen Zahl von Krankheiten gibt es bisher keine befriedigende Ursachenerklärung, und bei vielen Therapien mit eindeutig nachgewiesener Wirksamkeit lässt sich nicht erklären, wie die Wirksamkeit kausal zu begründen ist. Es ist daher auch nicht überraschend, dass sich nicht selten etablierte und vermeintlich wirksame Verfahren bei einer wissenschaftlichen Überprüfung als nicht wirksam erweisen. Entscheidend für die wissenschaftlich orientierte Medizin ist nicht, dass alle Verfahren wissenschaftlich überprüft sind, sondern dass die grundsätzliche Bereitschaft besteht, auch eingefahrene Verfahren und Vorgehensweisen einer wissenschaftlichen Überprüfung zu unterziehen und künftig auf Verfahren zu verzichten, die diese Prüfung nicht bestehen. Korrekt wäre es daher, statt von „wissenschaftlicher Medizin" von „wissenschaftlich orientierter Medizin" zu sprechen. Damit würde ausgedrückt, dass nicht alle Teilaspekte der Medizin und nicht alle ihrer Praktiken wissenschaftlich begründet sind, dass aber die Grundorientierung wissenschaftlich ist [4]. Zur Grundorientierung der wissenschaftlichen Medizin gehört nicht nur, dass die eingesetzten Verfahren wirksam sind, sondern auch, dass sie einen klinischen Nutzen bezüglich Lebenszeitverlängerung oder Verbesserung der Lebensqualität mit sich bringen. Daraus ergibt sich, dass die wissenschaftliche Medizin keine „Alternative" bezüglich des Nutzens akzeptiert, dass also Therapieformen mit fehlender Wirksamkeit oder mit einem ungünstigen Nutzen-Risiko-Verhältnis verworfen werden.

> Die wissenschaftliche Medizin mit ihrer Orientierung an der Wirksamkeit ihrer Verfahren bezüglich Verlängerung der Lebenszeit oder Verbesserung der Lebensqualität kennt keine „Alternativen".

Es stellt dagegen kein durchgängiges Prinzip der wissenschaftlichen Medizin dar, dass ihre Methoden und Handlungen kausal erklärbar sein müssen oder dass ihre Behandlungserfolge vorhersagbar und messbar sein müssen. Sehr häufig bleibt die Frage nach dem „Wie" der Wirksamkeit ungeklärt. Eine Erforschung der Wirksamkeit im Sinne naturwissenschaftlicher Ursache-Wirkungs-Beziehungen ist sehr häufig noch nicht erfolgt. Deshalb wird ein generell anderer Weg der Wirksamkeitsprüfung eingeschlagen, der sich auf statistische Zusammenhänge beschränkt. Im Zusammenhang mit den biometrischen Methoden zur Überprüfung der Wirksamkeit wird erläutert, dass sich diese in der Regel auf Daten von Patientengruppen in klinischen Studien bezieht, selten auf Einzelpersonen. Der Nutzen, der sich über die Wirksamkeit ergeben soll, stellt also eigentlich eine „Nutzenchance" dar, genauso wie das Schadensrisiko sich nicht auf einzelne Patienten, sondern auf Patientengruppen bezieht.

> In der wissenschaftlichen Medizin bezieht sich die vorhergesagte Wirksamkeit nicht auf Einzelpersonen, sondern auf Personengruppen. Mit einer Behandlung wird daher nicht ein sicherer Nutzen, sondern lediglich eine begründete „Nutzenchance" versprochen.

1.3 Die Begriffe konventionelle Medizin oder „Schulmedizin"

Gelegentlich wird zur Umgehung des Wissenschaftsbegriffes von „konventioneller Medizin" gesprochen, wenn eine Abgrenzung von der Alternativmedizin beabsichtigt ist. Der Begriff lässt offen, auf welchen Erkenntnisgewinn die eingesetzten Verfahren zurückgehen, suggeriert aber eine mangelnde Wandlungsbereitschaft. Er wird in dieser Monografie nur im Rahmen von Zitaten verwandt. Auch der Begriff „Schulmedizin", der von Vertretern der unwissenschaftlichen Verfahren gern verwendet wird, um sich von der wissenschaftlichen Medizin abzugrenzen, ist unzutreffend. Natürlich wird wissenschaftliche Medizin auf der ganzen Welt an Hochschulen gelehrt, auch in Ländern mit starken lokalen Heilkundetraditionen wie Indien oder China. Bereits Hahnemann, der Erfinder der Homöopathie, hat diesen Begriff aber benutzt, um die etablierte Medizin abzuqualifizieren [5]. Bezüglich der seinerzeit praktizierten Medizin hatte er nicht ganz unrecht. Bis heute wird dieser Begriff aber in irreführendem Sinn verwendet, um die wissenschaftliche Medizin als ein starres und in festen Denkstrukturen verhaftetes System erscheinen zu lassen. Unterschwellig wird transportiert, dass es sich um eine verstaubte und verkrustete Medizin handele, die weit weg von der Wirklichkeit des kranken Menschen sei.

> Der Begriff „Schulmedizin" als Bezeichnung für die wissenschaftlich orientierte Medizin sollte vermieden werden, weil er fälschlicherweise suggeriert, die Medizin habe sich von der Wirklichkeit des kranken Menschen entfernt.

2

Zum Begriff Alternativmedizin

2.1 Fehlen eines geeigneten Sammelbegriffes

Für die verschiedenen Verfahren der Alternativmedizin gibt es weder eine geeignete übergreifende Definition noch eine befriedigende Sammelbezeichnung.

In Ermangelung einer positiven Definition lässt sich Alternativmedizin am ehesten über ihre Distanz zur wissenschaftsorientierten Medizin definieren. Die mangelnde Bereitschaft, die eigenen therapeutischen oder diagnostischen Strategien infrage zu stellen und sie einer Überprüfung bezüglich der Wirksamkeit zu unterziehen, ist das gemeinsame Merkmal aller Methoden, die hier unter Alternativmedizin zusammengefasst werden.

Der Begriff Alternativmedizin gibt aber den Sachverhalt nicht gerecht wieder, und er beinhaltet eine innere Widersprüchlichkeit. Natalie Grams [6] hat sich in ihrer lesenswerten Schrift „Was wirklich wirkt" hiermit ausführlich auseinandergesetzt. Sie hat sehr pointiert formuliert: „Was nicht wirkt, ist keine Medizin und damit auch keine Alternative". Die Alternativmedizin ist somit nicht als eine „Alternative in der Medizin" zu verstehen, sondern als „Alternative zur Medizin", ist selbst damit nicht Medizin. Dies wird im Kap. 9 ausführlich erläutert.

Trotz Kenntnis der Unzulänglichkeit des Begriffes Alternativmedizin wird dieser auch in im Folgenden weiterverwendet, denn es gibt keine bessere, griffige und sachlich richtige übergreifende Bezeichnung für die nichtwissenschaftliche Medizin. Alternativmedizin ist mit Abstand der am weitesten verbreitete unter all den verschiedenen Begriffen, und keine andere

© Der/die Autor(en), exklusiv lizenziert an Springer-Verlag GmbH, DE, ein Teil von Springer Nature 2022
J. Köbberling, *Wirkung ohne Wirksamkeit*, https://doi.org/10.1007/978-3-662-65564-1_2

Bezeichnung würde den Sachverhalt richtiger wiedergeben oder besser zusammenfassen. Auch wenn darauf verzichtet wird, dem Begriff Alternativmedizin das Wort „sogenannt" voranzustellen oder ihn in Anführungszeichen zu setzen, darf daraus nicht geschlossen werden, dass damit der Anspruch auf eine Alternative in der Medizin akzeptiert würde.

> Weil es keinen griffigen und sachlich richtigen zusammenfassenden Begriff für medizinische Verfahren unter Verzicht auf Wirksamkeit gibt, wird die Bezeichnung Alternativmedizin auch im Bewusstsein ihrer Unzulänglichkeit beibehalten.

2.2 Eine Vielzahl weiterer, aber meist unzutreffender Bezeichnungen

Für die Therapieverfahren, die außerhalb der konventionellen Medizin, also auch außerhalb der wissenschaftlich orientierten Medizin, Anwendung finden und die hier als Alternativmedizinbezeichnet werden, werden mehrere andere Begriffe benutzt. Sie sind meist sehr missverständlich, weil sie falsche Inhalte oder Botschaften transportieren. Die genannten Begriffe werden deshalb jeweils mit einer kurzen kritischen Stellungnahme versehen.

Erfahrungsmedizin: Mit diesemBegriff soll klargestellt werden, dass die Wirksamkeit ihrer Verfahren nicht wissenschaftlich in Studien belegt wird, sondern ausschließlich auf der persönlichen Erfahrung der Anwendenden beruht.

Selbstverständlich spielt auch in der wissenschaftlichen Medizin die ärztliche Erfahrung eine ganz wesentliche Rolle. Da sich aber persönliche Erfahrungen kaum untersuchen lassen, kann auch beim erfahrensten Arzt nicht auf eine wissenschaftliche Überprüfung für die angewandten Verfahren verzichtet werden. Hierauf wird im Kap. 5, „evidenzbasierte Medizin", noch ausführlich eingegangen.

Naturheilverfahren: Dieser Begriffsuggeriert, dass ausschließlich von der Natur bereitgestellte Mittel zur Gesundheitsversorgung eingesetzt werden.

Vieles, was unter Naturheilverfahren angeboten wird, hat aber mit Natürlichkeit wenig gemein. Der Begriff wird sogar ohne Reflexion auf hochtechnisierte Verfahren übertragen. Die Verwendung des Begriffes Natur dient vor allem dazu, Vertrauen herzustellen, manchmal aber auch dazu, besondere Rechte einzufordern, zum Beispiel im Zusammenhang mit der Arzneimittelzulassung.

Biologische Medizin: Mit demBegriff biologische Medizin wird suggeriert, dass auf ewig gültige Grundprinzipien der Natur zurückgegriffen wird. Man möchte sich von chemischen und physikalischen Verfahren, die sich mit Vorgängen wie Wiegen und Messen befassen, distanzieren.

Die Anhänger der biologischen Medizin verzichten aber in vielen Fällen nicht auf aufwendige und sehr künstliche Techniken, die mit biologischen Vorgängen nichts zu tun haben.

Sanfte Medizin: Auch beidiesem Begriff handelt es sich um eine Wortkombination, die besondere Vorgehensweisen suggeriert.

Bei jeder Anwendung eines Heilverfahrens, auch in der wissenschaftlichen Medizin, wird so sanft vorgegangen, wie es medizinisch vertretbar ist. Auch wenn auf Wissenschaftlichkeit verzichtet wird, werden die verschiedenen zur Anwendung kommenden Verfahren dadurch nicht „sanfter". „Sanft" lässt sich nicht definieren und nicht messen. Es handelt sich lediglich um ein Spiel mit Assoziationen.

Humanistische Medizin: Mit diesemBegriff soll auf eine besondere Menschlichkeit hingewiesen werden.

Mit ihm wird die Vereinnahmung von bestimmten Vorgehensweisen zur Abgrenzung von wissenschaftsorientierten Verfahren besonders deutlich. Niemand würde sich gegen das Attribut „humanistisch" im Zusammenhang mit Medizin aussprechen. Dies gilt ausdrücklich auch für die wissenschaftliche Medizin.

Komplementärmedizin: Dieser Begriffwird für Verfahren verwendet, die alternativmedizinische Inhalte einsetzen, die aber als Ergänzung zur konventionellen Medizin vorgeschlagen werden.

Hiermit könnte die Auffassung geäußert werden, dass für eine Ergänzung zur wirksamen Therapie auch solche Verfahren eingesetzt werden können, die selbst nicht wirksam sind. Die entscheidende Frage nach Wirkung oder Wirksamkeit muss aber für eine Ergänzung in gleicher Weise gelten.

Ganzheitsmedizin: Mit diesemBegriff soll der Anspruch der Alternativmedizin auf eine Betrachtung des Patienten als Ganzes betont werden. Hiermit soll transportiert werden, dass die wissenschaftliche Medizin unter der Faszination des technisch Machbaren zu einer Vernachlässigung von psychischen und sozialen Komponenten im Kranksein des Patienten geführt hat.

Es ist weder richtig, dass die wissenschaftliche Medizin die Gesamtheit des Körpers vernachlässigt, noch umgekehrt, dass alternativmedizinische Verfahren auf eine Fokussierung auf bestimmte Körperteile verzichten. Weder die Ohrakupunktur noch die Irisdiagnostik oder die Fußreflexzonenmassage lassen sich mit einer Ganzheitlichkeit assoziieren.

Wenn mit dem Begriff auf die Einheit von Körper und Seele abgestellt werden soll, dann lässt sich fragen, warum nicht wirksame Verfahren für die Berücksichtigung dieses Anliegens geeigneter sein sollen als wirksame.

Holistische Medizin: Durch dieBenutzung des aus dem Griechischen stammenden Fremdwortes „holistisch" für „ganzheitlich" klingt es noch etwas gelehrter, inhaltlich wird dadurch aber nichts anderes ausgedrückt.

Traditionelle Medizin: Mit diesemBegriff werden Verfahren zusammengefasst, die aus der Frühzeit der Medizin und insbesondere aus asiatischen Kulturkreisen entstammen. Damit soll demonstriert werden, dass sie sich über Jahrhunderte bewährt haben und daraus eine Legitimation beanspruchen können.

Hohes Alter oder Herkunft aus bestimmten Kulturkreisen stellen aber in sich kein Qualitätsmerkmal dar.

Integrative Medizin: Mit diesemBegriff wird der Anspruch erhoben, das Beste aus der Welt der Alternativmedizin mit der konventionellen Medizin zu verbinden.

Die trennenden Unterschiede sind aber so fundamental, dass der Anspruch nicht eingelöst werden kann.

2.3   Andere verbreitete Bezeichnungen für Alternativmedizin

Paramedizin: Dieser vermeintlich neutrale Begriff wird gern vonseiten der wissenschaftlichen Medizin verwendet, um die mit den verschiedenen Begriffen transportierten Ansprüche der Alternativmedizin zu umgehen [7]. Er kann aber auch als „Scheinmedizin" verstanden werden und stellt damit eine Provokation dar, die möglichst vermieden werden sollte, um einen sachlichen Diskurs nicht zu behindern.

Complementär-Alternative Medizin (CAM): Dieser Begriff sagt nicht mehr aus als Alternativmedizin allgemein. Nicht selten betonen Alternativmediziner, dass ihre Verfahren als Ergänzung zur wissenschaftlichen Medizin eingesetzt werden können. Die Verfahren selbst bleiben dabei aber Alternativmedizin. Wegen der griffigen und auch international gebräuchlichen Abkürzung wird „CAM" häufig in wissenschaftlichen Publikationen bei der Auseinandersetzung mit der Alternativmedizin benutzt [4].

Glaubensmedizin: Der Begriff „Glaubensmedizin" schließt eine inhaltliche Aussage ein. Hiermit wird aber zu sehr auf den Glauben als wesentlichen Bestandteil der kontextabhängigen Wirkungen fokussiert.

Glaubensmedizin wird von Anhängern der Alternativmedizin leicht als ein Versuch der Diskreditierung missverstanden. Er wird in diesem Buch nur in konkret beabsichtigten Zusammenhängen verwendet.

Insgesamt sollte die Verwendung abwertender Begriffe als Abgrenzung von der wissenschaftlichen Medizin unterbleiben. Eine gut recherchierte und umfangreiche Monografie über Alternativmedizin von Edzard Ernst büßt an Seriosität ein, weil sie mit dem provozierenden Titel „Scheinmedizinischer Unfug (SCHMU)" versehen wurde [8].

2.4 Auch der Begriff Alternativmedizin ist inhaltlich nicht korrekt

Keiner der genannten Begriffe gibt die zugrunde liegenden Inhalte adäquat wieder. Dies gilt auch für den Begriff Alternativmedizin, mit dem ein Anspruch erhoben wird, der inhaltlich nicht gerechtfertigt ist. Wenn eine Therapie nicht wirksam ist, stellt sie keine Alternative zur Medizin dar, und wenn eine Therapie wirksam ist, gehört sie nicht zu alternativmedizinischen Verfahren [8]. Das einzig Alternative zu Medizin besteht darin, dass die jeweils verwendeten Verfahren nicht auf das Vorliegen einer Wirksamkeit überprüft wurden bzw. dass durch entsprechende Untersuchungen Wirksamkeit nicht nachgewiesen werden konnte.

> Wenn eine Therapie nicht wirksam ist, stellt sie keine Alternative zur Medizin dar, und wenn eine Therapie wirksam ist, gehört sie nicht zu alternativmedizinischen Verfahren. Alternativmedizin stellt somit einen Widerspruch in sich dar.

Wegen des Fehlens einer besseren Bezeichnung wird der Begriff Alternativmedizin im Folgenden weiterverwendet. Er soll ohne inhaltliche Aussage lediglich die Methoden zusammenfassen, bei denen die beobachteten Wirkungen als kontextabhängig zu verstehen sind, da die zur Anwendung kommenden Verfahren keine nachweisbare Wirksamkeit haben.

3

Wirkung ist nicht Wirksamkeit

3.1 Wirkung

Im Digitalen Deutschen Wörterbuch [9] heißt es zu Wirkung „von einer Ursache, einem Verursacher ausgehende Beeinflussung, hervorgebrachte Folgen, erzieltes Ergebnis" oder an anderer Stelle „durch eine verursachende Kraft bewirkte Veränderung, Beeinflussung, bewirktes Ergebnis". Folgende Synonyme werden aufgelistet: „Auswirkung, Erfolg, Effekt, Ergebnis, Fazit, Folge, Ausfluss, Konsequenz, Resultat".

Bei jeder eingetretenen Wirkung ist also von einer Ursache bzw. einem Verursacher oder einer verursachenden Kraft auszugehen. Auch wenn es für jede Wirkung eine Ursache geben muss, muss die Ursache nicht bekannt sein. Grundsätzlich lässt sich aus der eingetretenen Wirkung nicht auf die Art der Ursache schließen. Der Effekt könnte ursächlich von einer ganz anderen verursachenden Kraft ausgehen, als zunächst vermutet. Häufig entzieht sich das Spektrum möglicher Einflüsse unserer Fantasie. Hierauf wird in späteren Kapiteln noch ausführlich eingegangen.

> Grundsätzlich lässt sich aus einer eingetretenen Wirkung nicht auf die Art der Ursache schließen. Aus einer eingetretenen Heilung lässt sich somit nicht auf eine kausale Wirkung eines eingesetzten Therapieverfahrens schließen.

Es kann nicht deutlich genug betont werden, dass der so häufig angeführte Satz „Wer heilt, hat recht" falsch ist. Mit diesem Satz ist keine über den Einzelfall hinausgehende Aussage möglich. Trotzdem könnte der Eindruck

© Der/die Autor(en), exklusiv lizenziert an Springer-Verlag GmbH, DE, ein Teil von Springer Nature 2022
J. Köbberling, *Wirkung ohne Wirksamkeit*, https://doi.org/10.1007/978-3-662-65564-1_3

entstehen, dass angesichts des Heilungseffektes eine Suche nach Ursachen und Wirkungen überflüssig wäre [10].

Bei einem mehrfach beobachteten Zusammenhang zwischen einer verursachenden Kraft, zum Beispiel der Gabe eines bestimmten Wirkstoffes, und dem Eintritt einer bestimmten Wirkung lässt sich unter Umständen ein Zusammenhang vermuten. Aber auch aus einer Vielzahl von Wiederholungen lässt sich prinzipiell nicht ein wirklich ursächlicher, kausaler Zusammenhang ableiten. Für die Medizin gilt also, dass eine Betrachtung vom Ergebnis her, etwa einer Heilung oder Linderung einer Krankheit, ungeeignet zur Beurteilung eines Therapieverfahrens ist. Die Eignung eines Verfahrens, seine Wirksamkeit, lässt sich also nicht rückwirkend aus einer eingetretenen Wirkung ableiten. Hierfür sind spezielle Verfahren zu Beurteilung der Wirksamkeit unverzichtbar.

Eingetretene Wirkungen setzen also nicht einen kausalen Zusammenhang mit einer bestimmten Maßnahme voraus. Wenn eine spezielle Maßnahme mit sehr unterschiedlichen Wirkungen verbunden wird, ist die Annahme berechtigt, dass es sich bei dem Ergebnis nicht um eine spezifische kausal wirkende Folge der Maßnahme handelt. Dies gilt insbesondere für viele alternativmedizinische Therapieverfahren, die häufig mit sehr unterschiedlichen Indikationen empfohlen werden. So wurden zum Beispiel für die sogenannte hämatogene Oxidationstherapie aus verschiedenen Mitteilungen 62 Indikationen zusammengestellt, die von Gefäßverschlüssen an der Netzhaut über Säuremangel des Magens, Diabetes mellitus, Hepatitis, Lungenemphysem, Nierensteinen, Venenthrombosen bis zu Wundheilungsstörungen reichen [7].

> **Der Satz „Wer heilt, hat recht" ist schlichtweg falsch**

Der Gebrauch des Begriffes Wirkung ist nicht immer einheitlich, und manche Definitionen sind unscharf. Neben der hier verwendeten Definition des Begriffes Wirkung als eine von einer spezifischen Ursache unabhängige beobachtete Veränderung wird der Begriff in der Arzneimittelforschung auch anders verwendet. So unterscheidet man manchmal Arzneimittelwirkungen im Sinne von messbaren laborchemischen Veränderungen von Wirksamkeit im Sinne eine Patientenrelevanz. Im Folgenden ist Wirkung jedoch ausschließlich im Sinne von Kontextwirkung zu verstehen.

3.2　Wirksamkeit

Die Wirksamkeit ist ein Merkmal jeder therapeutischen Maßnahme, zum Beispiel der Gabe eines Medikamentes, das ganz unabhängig von einer konkreten Anwendungssituation besteht. Mit Wirksamkeit wird ausgedrückt, ob und gegebenenfalls mit welcher Wahrscheinlichkeit kausal eine vorab definierte Veränderung erreicht werden kann. In der Medizin bezieht sich eine solche Veränderung, ein therapeutisches Ziel, in der Regel auf einen Patientennutzen, zum Beispiel auf die Heilung einer bestimmten Krankheit, die Verringerung der Sterblichkeit, eine statistische Verlängerung der Lebensdauer oder die Verbesserung der Lebensqualität.

> Mit Wirksamkeit wird ausgedrückt, ob und gegebenenfalls mit welcher Wahrscheinlichkeit kausal eine vorab definierte Veränderung erreicht werden kann. Hieraus lässt sich keine Aussage im Einzelfall ableiten.

Soweit medizinische Maßnahmen zulassungspflichtig sind, dies gilt insbesondere für Medikamente, muss eine Wirksamkeit nachgewiesen werden. So heißt ist im Arzneimittelgesetz der Bundesrepublik Deutschland in der Fassung vom 25.06.2020, dass für jedes Arzneimittel Qualität, Wirksamkeit und Unbedenklichkeit nachzuweisen sind. Auch im Sozialgesetzbuch heißt es zu "Leistungen" [11], dass neben der Qualität auch die Wirksamkeit dem allgemein anerkannten Standard der medizinischen Erkenntnisse zu entsprechen habe. Dieser Nachweis muss unter Berücksichtigung allgemein vernünftiger Grundsätze für jedermann nachvollziehbar sein. Im folgenden Kapitel 4 wird erläutert, mit welchen wissenschaftlich anerkannten Methoden der Beleg einer Wirksamkeit erbracht werden kann [12]. Dabei ist der Kern des Wirksamkeitsbelegs der Nachweis einer kausalen Beziehung zwischen einer Intervention und einem definierten Ergebnis.

Für den Nachweis der Wirksamkeit eines Therapieverfahrens ist es unwesentlich, ob der theoretische Ansatz, der zu seiner Entwicklung geführt hat, medizinisch-wissenschaftlich hinreichend begründet ist oder nicht. Eine Fülle theoretisch ausgefeilter, wissenschaftlich gut begründeter Behandlungskonzepte hält einer kritischen klinischen Prüfung nicht stand und musste wegen des fehlenden Nachweises ihrer Wirksamkeit verworfen werden. Umgekehrt existieren in der wissenschaftlich ausgerichteten Medizin viele hochwirksame Therapien, deren Wirkung nur unzureichend oder gar nicht im physiologisch-wissenschaftlichen Kontext erklärt werden kann und deren genauere theoretische Untersuchung häufig zu überraschenden Widersprüchen und Unklarheiten führt. Oft wurden diese Therapieformen mit anderer Zielsetzung konzipiert, und Hinweise auf ihre wahre Wirksamkeit ergaben sich als Randbeobachtungen bei ihrer klinischen Erprobung.

Wichtig ist die Erkenntnis, dass es trotz nachgewiesener Wirksamkeit im Einzelfall keineswegs sicher ist, dass die beabsichtigte Wirkung eintritt. Die Wirksamkeit stellt eine statistische Größe dar. Bei einer größeren Gruppe von Patienten tritt die Wirkung aber bei einer bestimmten Anzahl von Patienten auf, in jedem Fall deutlich häufiger, als es ohne die Einwirkung des Medikamentes oder einer anderen Maßnahme zu erwarten gewesen wäre.

Häufig wird die Auffassung vertreten, dass der Begriff Wirksamkeit bereits Aspekte des Nutzens einbezieht. Dies ist nur dann richtig, wenn die Wirksamkeit gezielt im Hinblick auf einen angestrebten Nutzen definiert wird. Dies kann aber leider nicht grundsätzlich unterstellt werden. So könnte es zum Beispiel bewiesen sein, dass mit einem Medikament eine Veränderung eines bestimmten Blutwertes erreicht werden kann, dass es diesbezüglich also wirksam ist. Die Wirksamkeit gilt auch dann, wenn die erzielte Veränderung des Blutwertes nicht zwangsläufig mit einem nachweisbaren Nutzen für den Patienten verbunden ist. Aus der Tatsache, dass ein Medikament zugelassen ist, dass also seine Wirksamkeit belegt ist, lässt sich nicht zwangsläufig ableiten, dass hiermit ein Patientennutzen erzielt werden kann. Hierauf hat der Bremer Gesundheitswissenschaftler Gerd Glaeske mehrfach hingewiesen [13].

> Auch staatlich zugelassene und damit sicher wirksame Medikamente sind nicht zwangsläufig mit einem gesundheitlichen Nutzen für Patienten verbunden.

4

Methoden zur Beurteilung der Wirksamkeit

4.1 Das prospektive Vorgehen

Wie schon erwähnt, ist es nicht möglich, aus einer beobachteten Wirkung, z. B. aus einem bestimmten Krankheitsverlauf, rückwirkend auf die Wirksamkeit eines angewendeten Therapieverfahrens zu schließen. Da nicht bekannt ist, wie die Erkrankung bei dem Patienten ohne Anwendung des Therapieverfahrens verlaufen wäre, kann auch nicht ex post auf seine Wirksamkeit geschlossen werden. Es ist nicht möglich, retrospektiv zu sagen, ob die Änderung eines gemessenen Parameters ohne Einwirkung des Therapieverfahrens gleich, stärker, schwächer oder überhaupt nicht zu beobachten gewesen wäre. Ein wirksames Verfahren kann im Einzelfall ohne Wirkung bleiben, und im umgekehrten Fall kann die beabsichtigte „Wirkung" auch bei Anwendung eines unwirksamen Therapieverfahrens eintreten. Daraus ergibt sich, dass der Wirksamkeitsnachweis eines neuen Therapieverfahrens immer ex ante erfolgen muss, das bedeutet, dass vor seiner ersten Anwendung die Wirksamkeit durch angemessene Untersuchungen festgestellt werden muss. Bei den angemessenen Methoden handelt es sich in den meisten Fällen um Studien.

> Der Wirksamkeitsnachweis medizinischer Verfahren erfolgt immer im Voraus („ex ante") und wird überwiegend durch Studien ermittelt.

J. Köbberling, *Wirkung ohne Wirksamkeit*, https://doi.org/10.1007/978-3-662-65564-1_4

4.2   Gruppenvergleich

Untersuchungen zur Wirksamkeit eines Therapieverfahrens müssen so angelegt sein, dass die Annahme einer Wirksamkeit auch verworfen werden kann. Es ist daher wichtig, einen Vergleich zweier Personengruppen anzustellen: einer Gruppe von Personen, die mit dem zu untersuchenden Verfahren behandelt werden, und einer zweiten Gruppe ohne die entsprechende Behandlung, die sich aber im sonstigen Vorgehen nicht von der ersten Gruppe unterscheidet. Die Entwicklungen im Krankheitsverlauf dieser letztgenannten Patientengruppe entsprechen dann denen, die bei der Anwendung einer vollständig unwirksamen Therapie zu beobachten wären. Der Krankheitsverlauf der behandelten Patienten sollte sich ausreichend von dem der nicht behandelten unterscheiden, um eine Wirksamkeit der Therapie annehmen zu können. Nur ein solcher Vergleich bietet die Möglichkeit einer „Falsifikation", also der Feststellung, dass eine Wirksamkeit nicht zu belegen ist.

4.3   Der statistische Wirksamkeitsbeleg

Aus der Notwendigkeit eines prospektiven, vergleichenden Vorgehens ergibt sich, dass nur Wahrscheinlichkeitsaussagen zur Wirksamkeit einer Therapieform im Einzelfall gemacht werden können. Um die zufälligen, nicht durch das Therapieverfahren beeinflussten Unterschiede im Krankheitsverlauf aus einer Wirksamkeitsuntersuchung herauszufiltern, muss eine ausreichend große Zahl von Patientinnen und Patienten untersucht werden. Nur so kann man mit hinreichender Sicherheit erwarten, dass individuelle Entwicklungen im Krankheitsverlauf keine zufällige Tendenz in eine bestimmte Richtung aufweisen und sich gegenseitig im statistischen Mittel aufheben. Bei einem deutlichen Gruppenunterschied wird es möglich, mit hoher Wahrscheinlichkeit eine Wirksamkeit anzunehmen. Im Einzelfall wird es allerdings unbeweisbar bleiben, ob eine beobachtete Veränderung als Wirkung eines Therapieverfahren anzusehen ist oder ob sie lediglich unspezifisch eingetreten ist. Es kann lediglich eine bestimmte Wahrscheinlichkeit angenommen werden. Umgekehrt ist die Unwirksamkeit eines Therapieverfahrens niemals sicher beweisbar. Es kann lediglich gezeigt werden, dass die Annahme der Wirksamkeit eines Therapieverfahrens sehr unwahrscheinlich ist.

4.4 Der kontrollierte klinische Versuch

Die beste, allgemein nachvollziehbare Methode zur Überprüfung der Wirksamkeit eines Therapieverfahrens ist der kontrollierte klinische Versuch. Man geht hierbei von der Annahme aus, dass ein wirksames Therapieverfahren bei der Anwendung auf einen Patienten oder eine Patientin mit höherer Wahrscheinlichkeit eine Heilung, Besserung oder Linderung seines bzw. ihres Krankheitszustandes herbeiführen wird als bei dessen Nichtanwendung. Auch die Unwirksamkeit einer Therapieform ist nicht sicher zu beweisen. Man kann lediglich feststellen, dass die beobachteten Unterschiede im Krankheitsverlauf der behandelten Patienten zu gering waren, um die Annahme einer Wirksamkeit oder Überlegenheit der untersuchten Therapieform wahrscheinlich zu machen.

In der Praxis wird bei einem kontrollierten klinischen Versuch so vorgegangen, dass zwei bezüglich ihrer medizinisch relevanten Eigenschaften möglichst gleiche Patientengruppen gebildet werden. Auf die erste Gruppe wird das neue, zu erprobende Therapieverfahren angewendet. Man nennt sie die Versuchsgruppe. Die zweite Gruppe erfährt keine Therapie oder aber das alte, etablierte Therapieverfahren, das mit der neuen Therapie verglichen werden soll. Sie wird Kontrollgruppe genannt. Nach Erreichen eines festgelegten Zeitpunkts wird verglichen, wie es den Patienten in den beiden Gruppen ergangen ist. Dabei muss vor Beginn des klinischen Versuchs festgelegt worden sein, wie lange man genau die Patienten beobachten will und anhand welcher Kriterien man dann den Therapieerfolg zu beurteilen hat. Auf diese Auswertung stützt sich dann das Urteil bezüglich der Wirksamkeit der zu untersuchenden Therapie.

Drei Punkte sind bei der Planung und Durchführung klinischer Studien besonders hervorzuheben:

Randomisierung: Die beiden Patientengruppen sollten in ihrer Zusammensetzung möglichst vergleichbar sein. Es leuchtet unmittelbar ein, dass wenn in der Versuchsgruppe, die die neue Therapie erfährt, nur jüngere Patienten oder solche mit weniger schweren Krankheitsverläufen als in der Kontrollgruppe eingeschlossen wurden, am Ende eines klinischen Versuchs ein falscher Eindruck über die Wirksamkeit der neuen Therapie entstehen muss. Um eine Vergleichbarkeit der Zusammensetzung beider Gruppen zu gewährleisten, erfolgt die Zuteilung der Patientinnen oder Patienten zur Versuchs- oder Kontrollgruppe per Zufallsentscheid. Diesen Prozess nennt man Randomisierung. Idealerweise wird die Zuordnung zu den beiden Gruppen von „extern" vorgenommen, also von einer Institution, die an der eigentlichen Untersuchung nicht beteiligt ist.

Verblindung: Sowohl die an dem klinischen Versuch teilnehmenden Ärzte wie auch die von ihnen behandelten und untersuchten Patienten sollten bis zum Ende des klinischen Versuchs nicht wissen, wer welche Therapieform erfährt. Es ist vielfach gezeigt worden, dass eine besondere ärztliche Zuwendung zum Patienten, eine Benennung seines Leidens mit neuer Therapieoption und die Hoffnung, die der Patient oder die Patientin in eine neue, ihm bisher unbekannte Therapieform setzt, ganz unabhängig von der Prüfsubstanz eine biologisch nachweisbare, positive Wirkung auf den Krankheitsverlauf haben können. Eine entsprechende Verzerrung lässt sich dadurch ausschließen, dass der Arzt im Unklaren bleibt, welche Therapieform im individuellen Fall angewendet wird. Man bezeichnet diese Vorgehensweise als „Verblindung". Wenn auch der Patient seine Gruppenzugehörigkeit nicht kennt, spricht man von einer doppelblinden Versuchsanordnung. Individuelle Überzeugungen und Haltungen zur überprüften Therapie können so nicht in die Beurteilung ihrer Wirksamkeit auf die einzelnen Patientinnen oder Patienten einfließen. Die Verblindung kann praktisch außerordentlich aufwendig sein, und bei einigen Fragestellungen erscheint sie sogar unmöglich. Entscheidend ist, dass weder die Auswertenden noch die Behandelten wissen, nach welchem Therapieprotokoll gerade behandelt wird. In diesem Sinne lassen sich sogar Studienprotokolle für die Beurteilung chirurgischer Therapieverfahren entwickeln.

Power und statistische Signifikanz: Die Vergleichsgruppen müssen ausreichend groß sein. Dies ist aus statistischen Gründen erforderlich, da nur auf diese Weise geringe Unterschiede in den Behandlungserfolgen sichtbar werden. Bei der Betrachtung nur weniger Patienten ist es dagegen nicht möglich, den Spontanverlauf einer Erkrankung von der durch die verabreichte Therapieform hervorgerufenen Änderung zu unterscheiden. Wie oben schon ausgeführt, können die dabei beobachteten Wirkungsunterschiede auch rein zufällig aufgetreten sein. Es lässt sich ausrechnen, mit welcher Wahrscheinlichkeit der beobachtete Unterschied rein zufällig aufgetreten wäre. Weltweit hat man sich darauf geeinigt, dass ein echter Wirkungsunterschied anzunehmen ist, wenn der beobachtete Unterschied mit einer Wahrscheinlichkeit von weniger als fünf Prozent rein zufällig aufgetreten wäre. In diesem Fall nennt man das Ergebnis der klinischen Untersuchung statistisch signifikant.

> Studien zum Wirksamkeitsbeleg werden nach international anerkannten und standardisierten Verfahren durchgeführt, bei denen unter anderem Randomisierung und Verblindung eine wesentliche Rolle spielen.

5

Evidenzbasierte Medizin

5.1 Entscheidungsfindung auf der Basis von evidenzbasierter Medizin

Auch in der wissenschaftlich orientierten Medizin ist die Frage der Wirksamkeit von Medikamenten oder anderen medizinischen Maßnahmen nicht der einzige gültige Maßstab. Viel wichtiger als die Wirksamkeit selbst ist der gesundheitliche Nutzen für die Patienten. Auch dies lässt sich durch sorgfältig geplante Studien ermitteln. Hierfür wurde vor etwa 30 Jahren der Begriff der evidenzbasierten Medizin (EbM) eingeführt [14, 15] Eine verbreitete Definition für evidenzbasierte Medizin lautet folgendermaßen:

> Evidenzbasierte Medizin ist der gewissenhafte, ausdrückliche und vernünftige Gebrauch der gegenwärtig besten externen, wissenschaftlichen Evidenz für Entscheidungen in der medizinischen Versorgung individueller Patienten.

Ein wesentliches Charakteristikum der evidenzbasierten Medizin ist darin zu sehen, dass sie sich nicht auf Meinungen oder Übereinkünfte stützt, sondern Belege zugrunde legt, die mit möglichst objektiven wissenschaftlichen Methoden erhoben wurden. Bei diesen Belegen handelt es sich häufig, aber lange nicht immer, um klinische Studien. Die ärztliche Entscheidungsfindung soll nicht mehr allein auf der persönlichen Erfahrung beruhen, sondern auf der externen Evidenz, wobei einschränkend immer hinzugefügt wird, dass die externe Evidenz nur in der Kombination mit der ärztlichen Erfahrung sinnvoll in Handeln umgesetzt werden kann.

Im Zentrum der EbM-Diskussion steht die Methodik, mit der Ergebnisse klinischer Studien analysiert und bewertet werden können, wobei insbesondere ein Augenmerk auf mögliche Verfälschungen oder Verzerrungen der Ergebnisse gelegt wird.

Die evidenzbasierte Medizin wurde von vielen Ärzten und Ärztinnen zunächst als unangenehm empfunden. Sie muss sich daher häufig gegenüber nicht zutreffenden Aussagen und Unterstellungen, auch gegenüber vielfältigen Anfeindungen zur Wehr setzen. Unzutreffend ist z. B. die Behauptung, evidenzbasierte Medizin sei in erster Linie die Anwendung computergestützter Entscheidungsfindung am einzelnen Patienten. Informationstechnologien sind aber lediglich Mittel zum Zweck, niemals Selbstzweck.

Es handelt sich bei EbM auch nicht um eine „Kochbuchmedizin". Individualität und persönliche Präferenzen, Erfahrungen und Besonderheiten von Ärztinnen und Ärzten finden auch bei ihr ausreichende Beachtung. Bei den Überlegungen zur Übertragbarkeit von Ergebnissen aus Studien auf den individuellen klinischen Fall ist ein besonderes Ausmaß an klinischer Urteilsfähigkeit, Erfahrung und Selbstkritik des Arztes oder der Ärztin erforderlich.

Ganz wichtig ist die Feststellung, dass die evidenzbasierte Medizin nicht sakrosankt ist, sie verteidigt nicht blind gesicherte Wahrheiten, sondern stellt sich selbst immer wieder infrage und ist offen für neue Erkenntnisse. Auch wenn keine neuen Daten generiert wurden, ergeben sich häufig bei der Analyse von Studien neue Erkenntnisse.

Ein wesentliches Merkmal der evidenzbasierten Medizin ist, dass nicht nach pathophysiologischen Erklärungen gesucht wird. Dabei richtet man sich primär an der Wirkung als solcher aus, also weniger am „wie" als am „ob" einer Wirksamkeit. Dementsprechend wird die Wirksamkeit nicht an klinischen Ersatzparametern, etwa bestimmten Laborwerten, sondern ausschließlich an patientenorientierten Endpunkten wie Lebensqualität und Lebensdauer bemessen.

EbM ist kein Instrument zur Kostenreduzierung im Gesundheitswesen, sondern dient allein der Qualitätsverbesserung. Sie hilft allerdings, Kosten von weniger nützlichen Leistungen auf nützliche Leistungen umzuschichten, um auf diese Weise zu einer besseren Nutzung der limitierten Ressourcen im Gesundheitswesen beizutragen.

Die evidenzbasierte Medizin trägt dazu bei, die limitierten Ressourcen im Gesundheitswesen optimal zu nutzen, indem weniger nützliche Leistungen zugunsten von dem Patientenwohl besser dienenden Leistungen zurückgestellt werden.

Zum Wesen der evidenzbasierten Medizin gehört, dass sie antiautoritäre Züge hat. Es kommt immer wieder vor, dass in wissenschaftlichen Diskussionen versucht wird, die Bedeutung eines Wissenschaftlers oder einer Wissenschaftlerin als Argument für die Wichtigkeit seiner Auffassungen zu missbrauchen. Einer solchen „eminenzbasierten" Argumentation lässt sich am besten mit Hinweis auf Prinzipien der evidenzbasierten Medizin begegnen [16]. In diesem Sinne wurden auch die „vehemenzbasierte" Medizin und die „eloquenzbasierte" Medizin formuliert, aber weder der Grad der Eminenz des Forschers noch die Vehemenz in seinem Auftreten oder die Eloquenz seines Vortrages können sachliche Argumente überspielen. Um die Ironie zu verdeutlichen, wurden schließlich die „ignoranzbasierte" und die „dividendenbasierte" Medizin erfunden [17].

5.2   Leitlinien

Etwa zur gleichen Zeit, als sich der Begriff der evidenzbasierten Medizin (EbM) verbreitete, begann in der Medizin die Entwicklung von Leitlinien, in denen Handlungsempfehlungen für konkrete Entscheidungssituationen formuliert werden. Die Methodik der Leitlinienentwicklung machte rasche Fortschritte, und inzwischen ist der Prozess der Erstellung guter Leitlinien, der sog. S3-Leitlinien, fest etabliert. Grundlage ist immer die Berücksichtigung der Erkenntnisse aus der evidenzbasierten Medizin. Allein ein Konsens unter Fachleuten gilt dabei nicht als zuverlässige Grundlage für Empfehlungen in Leitlinien.

Die Bedeutung von Leitlinien in der klinischen Medizin wird vielfach falsch eingeschätzt. Sie dienen ausschließlich dazu, das gesicherte medizinische Wissen in Bezug auf bestimmte Fragestellungen in der Patientenbetreuung zu bündeln. Sie dürfen nicht als „Richtlinie" fehlinterpretiert werden, und sie stellen keine verpflichtenden Handlungsanweisung dar. In konkreten Anwendungssituationen geben sie zwar Entscheidungskorridore vor, heben aber die Therapiefreiheit der Ärztinnen und der Ärzte nicht auf.

Leitlinien bündeln das evidenzbasierte Wissen im Hinblick auf konkrete Fragestellungen bei der Patientenversorgung. Sie stellen aber keine Richtlinie und keine verpflichtende Handlungsanweisung dar.

6

Gründe für den Vertrauensverlust in die Medizin

6.1 Vertrauensverlust trotz der großen Fortschritte der modernen Medizin

Trotz unermesslicher Fortschritte der modernen Medizin zum Nutzen der Menschheit und trotz eines der besten Gesundheitssysteme der Welt in Deutschland wenden sich viele Menschen von der wissenschaftlich fundierten Medizin ab und suchen stattdessen nach alternativen Verfahren, deren Wirksamkeit nicht belegt ist. Ursachen hierfür liegen selten in der Medizin selbst, sondern vielmehr in der konkreten Anwendungssituation oder in Strukturfragen des Gesundheitswesens.

Es gibt viele Gründe für den Vertrauensverlust in die Medizin, die dazu führen, dass sich Menschen von der wissenschaftlichen Medizin abwenden und Angebote alternativer Heilmethoden aufgreifen. Manche dieser Gründe sind nicht gänzlich auszuräumen, ohne die Erfolge der Medizin infrage stellen zu müssen. Andererseits gibt es aber auch Fehlentwicklungen der Medizin, die Ängste und Misstrauen schüren und die bei gutem Willen zumindest teilweise korrigiert werden könnten.

6.2 „Gefühlte" Unterversorgung

Viele Probleme in der modernen Medizin werden mit einer Begrenztheit der zur Verfügung stehenden finanziellen Mittel in Verbindung gebracht, und manche Missstände werden als Folge der Knappheit der finanziellen

J. Köbberling, *Wirkung ohne Wirksamkeit,* https://doi.org/10.1007/978-3-662-65564-1_6

Ressourcen erklärt. Dies mag im Einzelfall als Erklärung dienen, trifft aber auf der Systemebene nicht zu. Die zur Verfügung stehenden Mittel sind in Deutschland deutlich höher als in vergleichbaren anderen Ländern, und im Ländervergleich lässt sich demonstrieren, dass die Erfolge des jeweiligen Systems nur wenig mit den zur Verfügung stehenden Mitteln korreliert.

Die für das Gesundheitssystem zur Verfügung stehenden Mittel sind zwar ausreichend für eine gute medizinische Versorgung, sie sind aber andererseits auch begrenzt. Die freie Verfügbarkeit aller Gesundheitsleistungen bei nachlassendem Verständnis für eine Eigenverantwortung bringt das Risiko mit sich, dass eine Anspruchshaltung mit unerfüllbaren Wunschvorstellungen entsteht. Dies kann dann zu einem sachlich nicht begründbaren Gefühl der Unterversorgung führen.

> Fehlentwicklungen der modernen Medizin sind nur selten mit einer Knappheit der finanziellen Ressourcen zu erklären.

6.3 Ängste und falsche Erwartungen an die Medizin

Nebenwirkungen: Eine manchmal begründete, häufig aber völlig überzogene Angst vor Nebenwirkungen nach Medikamentengabe oder anderen medizinischen Leistungen ist weit verbreitet. Die Überbetonung von möglichen Nebenwirkungen wird durch sensationelle Berichterstattungen in den Medien gefördert. Es wäre eine Aufgabe der Ärztinnen und Ärzte, ihre Patienten über Risiken und Nebenwirkungen der verschriebenen Präparate aufzuklären. Eine solche Aufklärung in jedem Einzelfall durchzuführen, stellt aber angesichts der Realitäten im Medizinbetrieb eine unerfüllbare Forderung dar. Dieser Widerspruch zwischen Anspruch auf Aufklärung und mangelnder Realisierbarkeit wurde anlässlich eines speziell diesem Thema gewidmeten Symposiums ausführlich erörtert [18].

Als Ausweg wird vonseiten der Ärzteschaft häufig auf die Packungsbeilage verwiesen, die jedem Medikament beigefügt ist. Die darin enthaltenen Informationen dienen in erster Linie der juristischen Absicherung des Herstellers. Sie sind als alleinige Informationen über Risiken und Nebenwirkungen wenig hilfreich, da sie fast alle denkbaren Risiken und Komplikationen auflisten und damit keine für Patienten angemessene

Gewichtung der Risiken, insbesondere im Vergleich zum Nutzen, bieten. Patientinnen und Patienten könnten aus Angst vor Nebenwirkungen auf die Einnahme wichtiger Medikamente verzichten, nachdem sie sich mit derartigen Risikoauflistungen vertraut gemacht haben.

Aversion gegenüber technischen Verfahren in der Medizin: Viele der modernen und diagnostisch oder therapeutisch sehr wertvollen technischen Verfahren können Ängste und Aversionen erzeugen, insbesondere, wenn sie mit Eingriffen in die körperliche Integrität verbunden sind. Sehr verbreitet ist eine Angst vor einer „Apparatemedizin", deren lebensrettende Bedeutung vom medizinischen Laien meist nicht verstanden werden kann. Viele Menschen äußern eine Angst vor der „Röhre", deren Nutzung bei vielen computertopografischen Untersuchungen und anderen bildgebenden Verfahren unvermeidlich ist. Vielfach wird auch eine „Strahlenangst" geäußert, obwohl mit den modernen radiologischen Verfahren die Belastung mit Röntgenstrahlen sehr gering geworden ist und häufig kaum noch über dem Niveau der natürlichen Strahlenbelastung aus der Umwelt liegt.

Bilder von Intensivstationen mit Patienten, die angesichts einer Vielzahl von Schläuchen und technischen Geräten kaum sichtbar sind, erzeugen verständlicherweise bei vielen Menschen Ängste. Diese Ängste beziehen sich nicht nur auf das mögliche körperliche Leid, sondern auch auf die Situation des völligen Ausgeliefertseins. Der mögliche Verlust der Autonomie wird als bedrohlich empfunden.

Komplexität: Die wissenschaftliche Medizin ist hochgradig komplex, und diese Tendenz nimmt mit der Entwicklung differenzierter diagnostischer und therapeutischer Verfahren weiter zu. Dabei wird es immer schwieriger, das Dickicht des Wissens innerhalb der wissenschaftlichen Medizin von nicht-wissenschaftlichen Angeboten zu unterscheiden. So wird es leicht verständlich, dass auch Menschen mit guter Bildung sich häufig nicht mehr ausreichend informieren können und von der leider unvermeidbaren Komplexität abgeschreckt werden.

> Technische Verfahren in der Medizin, deren Komplexität kaum noch überschaubar ist und die ein Gefühl des Ausgeliefertseins erzeugen, führen bei vielen Menschen zu Angstgefühlen.

Zweifel und Unsicherheiten: Unsicherheiten und Zweifel gehören zum Wesen der Wissenschaft [19]. Dies gilt auch für die Medizin. Die Heilung einer Krankheit kann auch bei bester und wissenschaftlich begründeter Therapie fast nie mit Sicherheit vorhergesagt werden. Den Patienten oder Patientinnen eine solche Unsicherheit zu vermitteln, ohne dabei an

Glaubwürdigkeit einzubüßen, ist häufig schwierig. Wenn diese Unsicherheit aber überspielt und eine falsche Sicherheit vorgetäuscht wird, kann auch dies bei Nichterfüllung zu einem Vertrauensverlust führen.

Die unvermeidbaren Unsicherheiten beziehen sich aber nicht nur auf die Vorhersagen, sondern auch auf die Wahl möglicher unterschiedlicher Therapieoptionen. Zunehmend wird ja gefordert, dass Patienten und Patientinnen nach entsprechender Aufklärung in Therapieentscheidungen eingebunden werden müssen. Dies führt sehr häufig zu einer Überforderung von Patienten, die es vorziehen würden, klare Entscheidung durch ihren Arzt oder ihre Ärztin vermittelt zu bekommen.

Unerfüllbare Heilungserwartungen: Je mehr die Leistungsfähigkeit der modernen Medizin steigt, umso mehr entstehen Erwartungen an die Erfüllbarkeit individueller Ansprüche an Erhalt oder Wiederherstellung der Gesundheit. Viele Menschen äußern einen Anspruch an die Erfüllung konkreter Therapieziele. Auch wenn ein solches erwünschtes Therapieziel eindeutig nicht erreichbar sein wird, fällt es Ärztinnen und Ärzten häufig schwer, dies klar zu vermitteln. So werden unerfüllbare Hoffnungen unterstützt, und spätere Enttäuschungen können der Medizin zur Last gelegt werden.

6.4   Vermeidbare Defizite im Medizinbetrieb

Mangelnde Berücksichtigung seelisch-geistiger Reaktionen: Zum Grundverständnis des Menschen gehört die Einheit von Körper und Geist bzw. die gegenseitige Beeinflussung körperlicher und seelisch-geistiger Reaktionen. Es entspricht einer täglich neu gewonnenen ärztlichen Erfahrung, dass körperliche Erkrankungen zu einem breiten Spektrum seelischer Begleiterkrankungen führen können. Umgekehrt ist unbestreitbar, dass seelische Störungen eine Vielfalt von körperlichen Beschwerden bzw. Krankheiten verursachen können. Leider wird die moderne Medizin aus verschiedenen Gründen dieser Dimension häufig nicht ausreichend gerecht. Die daraus entstehenden Defizite können das Arzt-Patienten-Verhältnis erheblich belasten.

Überspezialisierung: Eine Überspezialisierung in den medizinischen Fachbereichen führt dazu, dass ganzheitliche Betrachtungen über die Krankheitsursache häufig unterbleiben. Im ambulanten Versorgungssystem kann ein Hausarzt die Funktion der fachübergreifenden Betreuung weitgehend übernehmen. Im stationären Bereich wird die Versorgung aber meist innerhalb einer spezialisierten Abteilung durch hochspezialisierte Ärzte und

Ärztinnen vorgenommen. Die „horizontale" Weitergabe von Informationen ist bei einer Betreuung durch mehrere Disziplinen sehr wichtig, häufig aber mangelhaft entwickelt. Wenn dies von Patientenseite wahrgenommen wird, entsteht ein erheblicher Vertrauensverlust.

Mangelnde Kontinuität in der Betreuung: Als besonders belastend wird von Patienten häufig empfunden, dass durch die üblichen Schichtdienste in Kliniken eine kontinuierliche Betreuung unterbleibt. Die fehlende Kontinuität in der Betreuung führt dazu, dass sich kaum die Möglichkeit für die Entwicklung eines von gegenseitigem Vertrauen getragenen Arzt-Patienten-Verhältnisses ergibt. Verluste durch die „vertikale" Informationsübergabe zwischen den betreuenden Ärzten und Pflegekräften können vom Patienten als sehr unangenehm wahrgenommen werden.

Zeitdruck im Patientenkontakt: Der Zeitdruck, unter dem viele Ärzte und Ärztinnen arbeiten müssen, die relative Vernachlässigung der sprechenden Medizin in der Ausbildung und im Vergütungssystem und die Dominanz technischer Methoden werden von vielen Patienten negativ wahrgenommen. Die Vernachlässigung der persönlichen Zuwendung, des individualisierten Blicks auf den einzelnen Kranken und seine ganz eigene Krankheitserfahrung können zu Defiziten führen und die wissenschaftlich orientierte Medizin in den Augen der Patienten unattraktiv machen [4].

Übertherapie: Viele Menschen haben die Befürchtung, dass ohne eigene Kontroll- und Entscheidungsmöglichkeiten weitergehende Maßnahmen durchgeführt werden, als medizinisch erforderlich und ethisch vertretbar ist. In der Tat bieten die Vergütungssysteme sowohl im ambulanten Bereich als auch bei der stationären Versorgung Anreize zur Durchführung von Maßnahmen, die über den eigentlichen Behandlungsauftrag hinausgehen.

> Unbestreitbare Defizite im Medizinbetrieb, wie mangelnde Berücksichtigung seelisch-geistiger Reaktionen, Überspezialisierung, mangelnde Kontinuität der Betreuung, Zeitdruck im Patientenkontakt und Übertherapie können zu einem Vertrauensverlust führen.

6.5 Imageverlust durch verzerrte Darstellungen

Sowohl in den klassischen als auch in den sozialen Medien werden zunehmend fiktive oder auch reale Krankengeschichten ausführlich dargestellt. Solche Darstellungen sind häufig mit erschreckenden Bildern verbunden. Es liegt in der Natur der journalistischen Berichterstattung, dass viel eher solche Fälle dargestellt werden, die Kritik hervorrufen oder gar mit Skandalen verbunden sind, als Fälle mit guter medizinischer Betreuung und komplikationslosem Verlauf.

Viele der Defizite im Medizinbetrieb werden in der öffentlichen Berichterstattung zum Teil in überspitzter Form dargestellt. Der Konsument kann häufig nicht beurteilen, ob es sich dabei um seltene Ausnahmefälle oder eher übliche Vorgänge im Medizinbetrieb handelt. Solche Verzerrungen führen sehr schnell zu falschen Vorstellungen über die wirklichen Abläufe in Kliniken und Praxen, und sie können zu Ängsten und zu einem Vertrauensverlust in die Medizin führen.

> Eine Betonung von Missständen oder Skandalen in der medialen Berichterstattung führt zu einer verzerrten Wahrnehmung der segensreichen Leistungen der modernen Medizin

7

Das Methodenspektrum der Alternativmedizin

7.1 Große Methodenvielfalt in der Alternativmedizin

In dem sehr aufschlussreichen und ausführlichen Werk „Die andere Medizin – alternative Heilmethoden für Sie bewertet" von Krista Federspiel und Vera Herbst, herausgegeben von der Stiftung Warentest, werden zwischen A und Z in alphabetischer Reihenfolge 52 verschiedene Methoden aufgelistet [20]. Nach einer anderen Schätzung gibt es bis zu 400 verschiedene praktizierte Verfahren der Alternativmedizin [21]. Nicht in allen Fällen handelt es sich um Verfahren, die ausschließlich außerhalb der nicht wissenschaftlich begründeten Alternativmethoden zur Anwendung kommen. So finden z. B. Autogenes Training, Biofeedback, Fastentherapie, Hypnose, manuelle Therapie und Massage auch in der wissenschaftlich begründeten Therapie Anwendung. Die Grenze ist nicht scharf zu ziehen, aber die allermeisten der genannten Verfahren werden ausschließlich oder ganz überwiegend im Zusammenhang mit Alternativmedizin angewendet. Nur auf solche Verfahren wird hier Bezug genommen, wenn von Alternativmedizin die Rede ist.

Die Autorinnen beschreiben und bewerten alle Verfahren nach Geschichte und Entwicklung, Plausibilität des Konzepts, Durchführung, Anwendungsbereichen und Wirksamkeitsbelegen. Auf eine solche Differenzierung wird hier nicht weiter eingegangen, denn es sollen vielmehr die allgemeinen Probleme beleuchtet werden, die sich aus der Anwendung der verschiedenen Methoden der Alternativmedizin ergeben.

© Der/die Autor(en), exklusiv lizenziert an Springer-Verlag GmbH, DE, ein Teil von Springer Nature 2022
J. Köbberling, *Wirkung ohne Wirksamkeit*, https://doi.org/10.1007/978-3-662-65564-1_7

7.2 Kurzdarstellungen ausgewählter Methoden der Alternativmedizin

Zur Illustration des breiten Angebots unterschiedlicher alternativmedizinischer Methoden wird im Folgenden eine Auswahl unterschiedlicher Methoden als Kurzdarstellung beschrieben. Dabei wird mehrfach aus dem genannten Werk „Die andere Medizin" zitiert [20], in dem diese Verfahren ausführlicher besprochen werden. Die kurzen Erklärungen geben Konzepte und Durchführungen der Verfahren keinesfalls umfassend wieder. Die kurzen Beschreibungen erfolgen ohne inhaltliche Bewertung. Insbesondere wird darauf verzichtet, die mangelnde Wissenschaftlichkeit zu betonen. Gemeinsam für alle genannte Verfahren gilt, dass es keine überprüfbaren Belege für eine Wirksamkeit der zugrunde liegenden Methoden gibt, dass beobachtete Wirkungen also allein auf kontextabhängige Faktoren zurückzuführen sind.

Ayurvedische Medizin: Das altindische Wort Ayurveda bedeutet „Wissenschaft vom Leben". Die Arzneimittel werden aus Pflanzen- oder Tierbestandteilen, Mineralien oder Metallen gemischt und in langwierigen Prozessen aufgearbeitet. Die sehr komplexe Behandlung besteht aus der Gabe von Nahrungsmitteln und Säften, Einläufen, Ölmassagen, und Ölgüssen sowie weiteren Verfahren. Hinzu kommt häufig eine transzendentale Meditation.

Bachblütentherapie: Die romantische Assoziation mit einem Bach ist irreführend. Es handelt sich vielmehr um die Lehre von Edward Bach, nach der es 38 negative Seelenzustände gibt, die sich in präzisen Beschwerden äußern und die durch Einnahme von 38 speziellen Blütenextrakten gebessert werden sollen. Die Extrakte werden entweder als Tropfen eingenommen, können ihre Wirkung aber auch entfalten, wenn sie dem Badewasser zugesetzt werden oder wenn die Fläschchen am Körper getragen bzw. über Nacht am Bett stehen gelassen werden.

Biochemie nach Schüßler: Nach der Lehre von Wilhelm Schüßler sind Krankheiten Ausdruck eines Mineralstoffmangels, der durch eine Gabe von Salzen, hergestellt nach homöopathischer Verfahrensweise, gebessert werden kann. Hierfür dienen anorganische Salze, die in 12 Haupt- und Ergänzungsmittel unterteilt werden und die nach einem ausgeklügelten System entsprechend den Grundkrankheiten angewendet werden.

Chelattherapie: Die Behandlung geht von dem Konzept aus, dass alle Gefäße regelmäßig von Kalkablagerungen gereinigt werden müssen. Hierzu werden chemische Chelatbildner (EDTA) intravenös verabreicht, um Stoffwechselprodukte von den Gefäßwänden abzulösen und aus dem Blutstrom zu entfernen. Ein erweitertes Konzept geht davon aus, dass reaktionsfreudige Sauerstoffverbindungen, sogenannte freie Radikale, gewebeschädigend wirken.

Elektroakupunktur nach Voll: Bei der Elektroakupunktur nach Reinhard Voll werden krankmachende Störungen über einen schwachen Impulsstrom an Akupunkturpunkten entdeckt oder geheilt. Die Elektroakupunktur in vielfältigen Variationen wird auch als diagnostische Methode eingesetzt, um Krankheiten schon vor ihrem Ausbruch zu erkennen, Umweltgifte oder Nahrungsmittelunverträglichkeiten zu finden und geeignete Medikamente auszutesten.

Farbtherapie: Bei der Farbtherapie handelt sich um eine uralte auf mystische Vorstellung zurückgehende Therapie. Den unterschiedlichen Farben entsprechende Lichtwellen werden bestimmte therapeutische Eigenschaften zugeordnet. Diese Eigenschaften sollen sich mithilfe eines Lichtstrahls auf den Körper übertragen lassen.

Fußreflexzonenmassage: Diese Methode beruht auf der Vorstellung, dass bestimmte Bereiche der Fußsohle, sogenannte Reflexzonen, Organen zugeordnet werden und dass diese durch Massieren auf reflektorischem Weg beeinflusst werden. Der Masseur oder die Masseurin spürt über veränderte Hautstrukturen oder schmerzauslösenden Druck Störungen einzelner Organe auf.

Homotoxikologie: Die Homotoxikologie geht davon aus, dass von außen auf den Körper einwirkende oder im Körper selbst entstandene Gifte mit antihomotoxischen Mitteln ausgeschieden werden müssen. Hierzu werden spezielle homotoxikologische Präparate, aber auch Homöopathika verwendet.

Kinesiologie: Bei diesem Verfahren wird davon ausgegangen, dass die Muskelstärke im Zusammenhang mit bestimmten Organen des Körpers sowie mit der Psyche und dem emotionalen Bereich besteht. Verschiedene Programme zielen darauf ab, mit dem Muskeltest unbewusste Steuerungsmechanismen der Emotionen zu entdecken und gegebenenfalls zu beeinflussen.

Kolonhydrotherapie: Unter der Vorstellung, dass krankmachende Abfälle des Stoffwechsels den Körper vergiften, wenn sie zu lange im Darm verbleiben, wird bei der Kolonhydrotherapie der Dickdarm mit Wasser durchspült. Durch falsche Ernährung, Umweltbelastungen und Medikamentenmissbrauch soll das Gleichgewicht der natürlichen Darmbakterien zerstört werden, sodass die Darmtätigkeit verkümmert. Daraus entstehen Gärungs- und Fäulnisprodukte, Gifte und Abfälle des Stoffwechsels, die den Körper „rückvergiften" und zu verschiedenen Befindlichkeitsstörungen, aber auch zu Rheuma, Blutdruckkrisen, Allergien oder multipler Sklerose führen können.

Magnettherapie: Ausgehend von der Vorstellung, dass Magneteinwirkungen alle Körperzellen aktivieren und eine Sauerstoffanreicherung im Gewebe bewirken, werden Magneten mit permanenten oder pulsierenden Magnetfeldern verwendet, die auf den Körper einwirken sollen. Hiermit sollen Schlackenstoffe besser abgebaut, die Knochenbildung angeregt und das Hormon- und Immunsystem stimuliert werden.

Neuraltherapie nach Huneke: Bei der Neuraltherapie werden Lokalanästhetika gespritzt, um Schmerzen an anderen Stellen des Körpers zu lindern. Grundlage hierfür ist die sogenannte Störfeldtheorie, die davon ausgeht, dass krankhafte Prozesse in einem Organ störende Einflüsse auf andere Organe haben können.

Ozontherapie: Bei dieser Therapieform möchte man die bakterienabtötenden Eigenschaften des Ozons nutzen und über eine innere Anwendung die Sauerstoffversorgung verbessern. Dies soll eine Durchblutungsförderung und eine Neubildung von Gefäßen fördern und zur Aktivierung von Enzymen und zur Immunanregung beitragen.

Reiki: Aus einer Vermischung religiöser und okkulter Vorstellungen mit dem physikalischen Energiebegriff ist ein Konzept entstanden, bei dem universelle Energie von einem Menschen auf einen anderen übertragen werden kann, um Wohlbefinden zu erreichen und Krankheiten vorzubeugen. Die Durchführung dieser Therapie ist mit einer Vielzahl von Riten verbunden. Da die Energie auch gedanklich übertragen werden kann, sollen bei Reiki auch Fernheilungen möglich sein.

Softlasertherapie: Das als „biostimulierend" bezeichnete und auf bestimmte Bereiche oder Punkte der Haut gerichtete Softlaserlicht soll je nach Wellenlänge in den einzelnen Zellen Wachstum, Stoffwechsel und immunologische Prozesse anregen. Es soll durchblutungsfördernd, antibakteriell, entzündungshemmend und schmerzlindernd wirken. Auf die Akupunkturpunkte gesetzt soll das Laserlicht wie die Akupunkturnadeln wirken und den Fluss des Qi im Körper regulieren.

Traditionelle Chinesische Medizin: Diese als TCM abgekürzte Medizin beruht auf verschiedenen philosophischen Denkschulen aus China, wurde aber auch im Westen weiterentwickelt. Zur TCM gehören neben der Arzneimitteltherapie auch eine Akupunktur, eine Manualtherapie, eine Ernährungsberatung sowie verschiedene meditative Übungstechniken. Die Heilmittel setzen sich aus insgesamt 11.000 Pflanzen, 1500 Tieren und 80 Mineralien mit sehr umfangreichen Rezeptvorschriften zusammen. Da zum

Teil giftige Heilpflanzen verwendet werden, sind die chinesischen Arznei-drogen insgesamt apothekenpflichtig. Zum philosophischen Denkgebäude gehört die Vorstellung von einer universellen Lebenskraft Qi, deren Energie in Bahnen fließt, die auch als Grundlage für die Akupunktur angenommen werden.

Das Verbindende an dieser kleinen Auswahl von Verfahren der Alternativ-medizin ist, dass für sie keine überzeugenden Belege für eine Wirksamkeit der zugrunde liegenden Maßnahmen vorliegen. Die hieraus entstandenen Therapiekonzepte sind weder wissenschaftlich plausibel noch durch Wirk-samkeitsstudien untermauert.

Bei vielen dieser Methoden wird schon mit den zugehörenden Bezeichnungen eine Assoziation zu positiv besetzten Begriffen hervor-gerufen, wie „ganzheitlich", „individualisiert", „nebenwirkungsfrei" oder „althergebracht" und „traditionell". Auffallend ist ferner der beliebte Bezug auf charismatische Persönlichkeiten wie Hildegard von Bingen, Samuel Hahnemann oder Rudolf Steiner. Sehr beliebt sind weitere Begriffe, die schon von der Wortwahl her positiv konnotiert sind, wie z. B. „sanft", oder „natürlich". Wer möchte schon zweifeln, wenn versprochen wird, dass ein Medikament aus der „Apotheke Gottes" stammt. Begriffe wie Heilenergie, Immunmodulation, Regulationstherapie, Vitalenergie oder Entgiftung werden schlagwortartig verwendet, lassen aber keinen Rückschluss auf hier-mit verbundene inhaltliche Aussagen zu. Besonders beliebt sind Begriffe wie „Gleichgewicht", häufig im Zusammenhang zu dem Begriffspaar Yin und Yang. Gelegentlich werden hochtrabende Begriffe verwendet, die den Ein-druck einer Nähe zur Wissenschaft vermitteln, wie etwa „Autonomie- versus heteronomieorientierte Medizin" oder „hygeogenetisch-salutogenetisch aus-gerichtete Medizin" [22], deren Bedeutung sich aber kaum erschließt.

> Das Methodenspektrum der Alternativmedizin ist sehr breit. Bei einigen Ver-fahren wird gesichertes medizinisches Wissen mit mystischen Vorstellungen kombiniert. Zur Beschreibung der Methoden werden bevorzugt positiv besetzte, aber selten zutreffende Begriffe verwendet.

7.3 Akupunktur

Die Akupunktur mit ihren verschiedenen Abwandlungen wird hier gesondert beschrieben, weil sie einerseits viele Merkmale der Alternativ-medizin aufweist, weil aber andererseits auch kontrollierte klinische Studien

vorliegen, die zumindest bei begrenzten Indikationen einen Wirksamkeitsbeleg erbracht haben.

Bei dieser auf die Traditionelle Chinesische Medizin zurückgehende
Methode werden bestimmte Punkte der Haut, die auf gedachten Linien
(den sogenannten Meridianen) liegen, durch Nadelstiche gereizt. Ziel ist
es dabei, einen blockierten Energiefluss zu regulieren und dadurch Krankheiten und Beschwerden zu heilen. Auf 12 paarigen Linien vom Scheitel bis
zur Sohle befinden sich mehr als 350 Akupunkturpunkte, über die das Qi,
die universelle Kraft oder Lebensenergie, beeinflusst werden soll.

Bezüglich der Durchführung gibt es eine hohe Variabilität [20]. So
schwanken die Angaben über Anzahl und Verlauf der Meridiane von 20 bis
32, die der Nadelpunkte von 200 bis zu mehreren Tausend. Die Tiefe der
Nadelstiche variiert je nach Schule zwischen wenigen Millimetern und 8 bis
20 Zentimetern.

Varianten der Akupunktur sind die Moxibustion, bei der an den Akupunkturpunkten eine Wärmebehandlung erzeugt wird, eine Elektroakupunktur mit einer elektrischen Stimulierung, eine Laserakupunktur mit
entsprechendem Laserlicht sowie eine Akupressur nach Shiatsu. Eine an
die klassische Akupunktur angelehnte Methode ist die Ohrakupunktur,
die keine Meridiane kennt. Stattdessen wird davon ausgegangen, dass das
Schema des menschlichen Körpers auf der Ohrmuschel repräsentiert ist,
sodass einzelne Körperpartien bestimmten Partien auf der Ohrmuschel
zugeordnet werden können. Von der Ohrakupunktur leiten sich die Kopf-,
Nasen-, Hals-, Mund- und Odontone-Akupunktur sowie die Vaginalaku-
punktur ab. Ihnen allen liegt die Vorstellung zugrunde, dass Behandlungen
an der Oberfläche bestimmter Körperteile auf den ganzen Körper wirken.

Da es weder für das Qi noch für die Meridiane organische Strukturen
gibt, werden von manchen Wissenschaftlern andere Erklärungsversuche
vorgenommen. So sollen die lokal durch die Nadeln erzeugten Schmerzen
die Schmerzpforte im Stammhirn verschließen, damit später ankommende
Schmerzimpulse nicht mehr in das Bewusstsein eindringen können. Die
Nadelreize könnten den vorhandenen Schmerz durch eine Hemmung
der Nervensignale im Rückenmark beeinflussen. In jedem Fall wirken die
Reizungen durch Akupunkturnadeln auf das vegetative Nervensystem,
und sie könnten zur Ausschüttung von körpereigenen schmerzlindernden
Endorphinen führen. Diese Erklärungen würden allerdings auch für andere
Stellen auf der Haut, nicht nur für Akupunkturpunkte gültig sein. Eine
unspezifische Reizung könnte auch durch die Schwachstrombehandlung
bei der Elektroakupunktur erfolgen sowie durch die Wärmeanwendung bei
der Moxibustion. Laserlicht dagegen dringt, ähnlich wie das normale Tages-

licht, nicht einmal einen Millimeter tief in die Haut ein, sodass eine direkte Reizung der einzelnen Akupunkturpunkte kaum erklärbar wäre.

Eine Behandlung mit Akupunktur wird für eine Vielzahl von Indikationen vorgeschlagen. Für die meisten von ihnen konnten allerdings keine Belege für eine Wirksamkeit erbracht werden. Dies gilt im Einzelnen für die folgenden vorgeschlagenen Indikationen: Drogen- oder Nikotinabhängigkeit, Asthma, Depressionen, Dysmenorrhö, entzündliche rheumatische Erkrankungen, Fazialislähmung, Geburtsschmerzen, Gesichtsschmerzen, Kiefergelenkdysfunktion, Krebsschmerzen, Rehabilitation nach Schlaganfall, Schlaflosigkeit, Tinnitus und Übergewicht [20]. Zum Teil positive Berichte gibt es dagegen für verschiedene Schmerzsyndrome, insbesondere chronische Schmerzen und Gesamtkörperschmerzen im Sinne einer Fibromyalgie. Weder für Knie-, Kopf- und Rückenschmerzen noch für Tennisellenbogen gibt es Hinweise für eine Wirksamkeit der Akupunktur.

Wegen verschiedener methodischer Unzulänglichkeiten früherer klinischer Studien zur Akupunktur wurden in den Jahren 2002–2007 sehr sorgfältig geplante und sehr umfangreiche Studien zur Akupunktur durchgeführt, die „German Acupuncture Trials" oder GERAC-Studien [23].

An mehreren deutschen Universitäten wurden Teilstudien zu dem Gesamtkonzept der GERAC-Studie durchgeführt. In dieser weltweit größten prospektiven und randomisierten Studie wurde die Akupunktur mit einer leitlinienorientierten Standardtherapie bei den volkswirtschaftlich relevanten Indikationen chronischer Kreuzschmerz, chronischer Schmerz bei Gonarthrose, chronischer Spannungskopfschmerz und chronische Migräne untersucht. Es handelte sich um dreiarmige Studien mit über 3500 Patientinnen oder Patienten. Verglichen wurde die Wirksamkeit einer klassischen Akupunktur an chinesischen Akupunkturpunkten mit einer Akupunktur an nicht chinesischen Punkten, bezeichnet als Scheinakupunktur. Zum Vergleich diente eine konventionelle Standardtherapie mit Medikamenten und Physiotherapie.

Die Hauptergebnisse lauten folgendermaßen:

- Bei chronischen Knieschmerzen wurde bei 24 % der Patientinnen oder Patienten eine bessere Schmerzlinderung durch eine Kombination aus Akupunktur und konservativer Therapie erzielt als bei konservativer Therapie allein.
- Es konnte jedoch kein Unterschied zwischen traditioneller Akupunktur und Scheinakupunktur ermittelt werden. Der Unterschied zwischen Akupunktur und konservativer Therapie war somit allein auf den Vor-

gang des Nadelns zu beziehen, nicht auf spezielle Vorgehensweisen der traditionellen Akupunktur.

- Bei chronischen Kreuzschmerzen konnte mit 12 Akupunktur-behandlungen innerhalb von 6 Wochen im Vergleich zur konventionellen Standardtherapie bei 20 % mehr Patienten eine Wirksamkeit erzielt werden, die mit einer Verminderung der Medikamenteneinnahme verbunden war.
- Bezüglich der Prophylaxe bei chronischer Migräne wurden keine signifikanten Unterschiede zwischen Akupunktur, Scheinakupunktur und Standardtherapie festgestellt.
- Auch bei Spannungskopfschmerz konnte für den primären Endpunkt kein statistisch signifikanter Unterschied zwischen Akupunktur und Scheinakupunktur gefunden werden.
- Häufigkeit und Schwere von Nebenwirkungen waren bei allen Vergleichs-gruppen gleich ausgeprägt.

Fasst man diese Ergebnisse zusammen, dann lässt sich feststellen, dass mit der Durchführung einer Akupunktur Schmerzlinderungen erzielt werden konnten, die über die Behandlung mit den üblichen Standardmaßnahmen hinausgehen. Die Beachtung der Akupunkturpunkte nach der chinesischen Lehre hatte dabei aber keine Bedeutung. Die Wirkung war allein auf die Nadelanwendung zurückzuführen.

Auf der Basis dieser Studienergebnisse hat der Gemeinsame Bundesausschuss beschlossen, dass Akupunktur bei Rückenschmerzen und chronischen Gelenkschmerzen als Kassenleistung vergütet werden kann [24]. Bezüglich der Fort- und Weiterbildung zur Akupunktur ergab sich aus den Studien folgendes: „Eine ärztliche Akupunkturausbildung mit Akupunktur-Fort- und Weiterbildungsseminaren, die hauptsächlich auf eine nur historisch begründete Auswahl chinesischer Akupunkturpunkte fokussiert, lässt sich durch diese Studienergebnisse nicht mehr legitimieren" [25]. Daher ist die Absolvierung lernaufwendiger und kostenträchtiger Kurse zum Erwerb der Zusatzbezeichnung Akupunktur, die zur Berechtigung für eine Abrechnung der Behandlung gefordert wird, unsinnig.

Ein etwas anderes Ergebnis ergab sich aus einer im Jahr 2020 publizierten chinesischen Studie zur Wirksamkeit der Akupunktur bei Osteoarthritis der Knie. [26] Bei 442 Studienteilnehmern ergab sich eine um 13 % bessere Schmerzlinderung bei einer klassischen Akupunktur im Vergleich zu einer Scheinakupunktur. Die nur geringen Unterschiede in den Behandlungsgruppen, die vergleichsweise kleine Probandenzahl und die Tatsache, dass alle 31 Autoren der Studie aus China stammten und zum Teil Mitarbeiter aus Instituten für Traditionelle Chinesische Medizin waren, können nicht dazu führen, die Ergebnisse der GERAC-Studien anzuzweifeln.

Zusammenfassend kann man also feststellen, dass eine Behandlung mit Akupunkturnadeln bei einigen Schmerzzuständen zu einer Linderung führt. Die Lokalisation der Einstichstellen spielt hierbei keine Rolle. Aufgrund mehrerer Studien kann dies als Wirksamkeitsnachweis im Sinne der wissenschaftlichen Medizin angesehen werden. Eine Akupunktur im Sinne der chinesischen Medizin mit speziellen Akupunkturpunkten ist dagegen ohne Wirksamkeit. Dies gilt auch für alle anderen vorgeschlagenen Indikationen und für alle Modifikationen der Akupunktur.

> Eine Behandlung mit Akupunkturnadeln ist wirksam und kann bei einigen Schmerzzuständen zu einer Linderung führen. Der Bezug auf an Meridianen angeordnete spezifische Akupunkturpunkte entsprechend der Traditionellen Chinesischen Medizin gehört dagegen in den Bereich der Alternativmedizin.

8

„Besondere Therapierichtungen"

8.1 Die „Binnenanerkennung"

Im Jahr 1976 wurde in Deutschland begonnen, das Arzneimittelrecht grundlegend zu reformieren. Mit dem im Jahr 1978 beschlossenen Arzneimittelgesetz sollten bei allen Medikamenten strenge Anforderungen an den Nachweis von Qualität, Wirksamkeit und Unbedenklichkeit gelten, die für eine Zulassung zugrunde zu legen sind.

An den genannten Voraussetzungen für eine Zulassung müssten die meisten alternativmedizinischen Medikamente oder Verfahren scheitern. Schon bei der Beschlussfassung des Arzneimittelgesetzes wurden jedoch Ausnahmen eingeführt, die unter den Begriff Besondere Therapierichtungen zusammengefasst werden. Dies bezieht sich auf die drei Therapierichtungen Phytotherapie, Homöopathie und anthroposophische Medizin. Im Gegensatz zu allen Arzneimitteln der wissenschaftlichen Medizin, für die vor der Zulassung überprüfbare Resultate kontrollierter Studien vorzulegen sind, ist für die Präparate der besonderen Therapierichtungen lediglich eine erleichterte Zulassung vorgesehen. Entscheidend ist dabei nicht die wissenschaftlich überprüfbare Wirksamkeit, sondern die Anerkennung des Verfahrens durch eine Kommission der eigenen Therapierichtung, eine sogenannte Binnenanerkennung. Während also bei Präparaten der wissenschaftlichen Medizin die Überprüfung der Wirksamkeit neutral und unvoreingenommen erfolgen und durch die wissenschaftliche Gemeinschaft anerkannt werden muss, können Vertreter der

J. Köbberling, *Wirkung ohne Wirksamkeit*, https://doi.org/10.1007/978-3-662-65564-1_8

Alternativmedizin ihre Methoden ohne wissenschaftliche Überprüfung selbst anerkennen.

Der Verzicht auf die vom Gesetzgeber intendierten Qualitäts-anforderungen wurde laut Bericht des Ausschusses für Jugend, Familie und Gesundheit vom 28.4.1976 folgendermaßen begründet: „Bei der Neuordnung des Arzneimittelrechts ist der Ausschuss von der Tatsache ausgegangen, dass auf dem Gebiet der Arzneimitteltherapie mehrere Therapierichtungen nebeneinander bestehen, die von unterschiedlichen theoretischen Denkansätzen und wissenschaftlichen Methoden ausgehen." Es heißt, man habe sich von der politischen Zielsetzung leiten lassen, „dass sich im Zulassungsbereich der in der Arzneimitteltherapie vorhandene Wissenschaftspluralismus deutlich widerspiegeln muss." Hier wird eine politische und nicht eine sachlich begründete Zielrichtung deutlich. Wissenschaft und Nicht-Wissenschaft lassen sich nicht unter dem Begriff „Wissenschaftspluralismus" zusammenfassen. Auch mehr als vierzig Jahre nach der Beschlussfassung über das Arzneimittelgesetz wird der in sich widersprüchliche Begriff in der staatlichen Gesundheitsadministration weiter verwendet. So heißt es auf einer Webseite des Bundesinstituts für Arzneimittel und Medizinprodukte (BFARM): „Ausgehend von einem Wissenschaftspluralismus auf dem Gebiet der Arzneimitteltherapie sieht das Arzneimittelgesetz ausdrücklich die Berücksichtigung spezifischer Aspekte der Besonderen Therapierichtungen vor" [27].

An keiner Stelle im Rahmen der Gesetzgebung wird deutlich, warum gerade die drei genannten Verfahren aus der Alternativmedizin von den Anforderungen eines Qualitätsbeleges enthoben werden. Diese drei als „Besondere Therapierichtungen" geadelten Verfahren sind weder plausibler bezüglich des theoretischen Ansatzes noch empirisch besser belegt als die anderen Verfahren der Alternativmedizin. Ihre gesetzliche Hervorhebung ist sachlich nicht nachvollziehbar.

Drei Verfahren aus der Alternativmedizin, die Phytotherapie, die Homöopathie und die anthroposophische Medizin, werden im Arzneimittelgesetz als „Besondere Therapierichtungen" herausgehoben. Sie sind aber weder in ihrem theoretischen Ansatz plausibler noch empirisch besser belegt als alle anderen Verfahren der Alternativmedizin.

8.2 Phytotherapie

Die Einordnung der Phytotherapie unter die besonderen Therapie-richtungen und damit als der Alternativmedizin zugehörig ist etwas unglücklich, da Phytopharmaka auch in der wissenschaftlich orientierten Medizin eine Rolle spielen. Genau betrachtet handelt es sich sogar um die am längsten verwendeten Arzneimittel, und pflanzliche Stoffe sind bis heute Bestandteil vieler Medikamente der wissenschaftlichen Medizin. Gegenüber der traditionellen Behandlung mit Pflanzenextrakten ist es der modernen Medizin allerdings gelungen, chemisch identifizierte Wirkstoffe in definierter und reproduzierbarer Dosierung zu extrahieren und sie so für die Behandlung von Krankheiten einzusetzen. Derartige Präparate werden heute allerdings nicht mehr als Phytotherapeutika bezeichnet.

Phytopharmaka im eigentlichen Sinne bestehen dagegen aus Zubereitungen ganzer Pflanzen oder von Pflanzenteilen und stellen daher immer Stoffgemische dar. Nur für wenige solcher Präparate gibt es positive Wirksamkeitsbelege, zum Beispiel für den Extrakt der Herbstzeit-losen, Colchicum, zur Behandlung der Gicht, oder für Extrakte aus dem Johanniskraut als mildes Antidepressivum. Für fast alle anderen Präparate ist die Datenlage sehr spärlich, und eindeutige, wissenschaftlich erbrachte Wirksamkeitsbelege liegen nicht vor. Dies gilt auch für das vermutlich am weitesten verbreitete angewandte Phytotherapeutikum, nämlich Mistel-extrakt in verschiedener Form, das zur Behandlung von Krebserkrankungen eingesetzt wird, das aber ausführlicher unter der anthroposophischen Medizin beschrieben wird.

Für die allermeisten Phytotherapeutika gibt es also weder gesicherte Nutzenbelege noch Daten zu ihrer Sicherheit oder Unbedenklichkeit [28]. Das besondere Herstellungsverfahren einer Extraktion ist mit dem Risiko von Schwankungen bezüglich Echtheit, Reinheit und Wirkstoffgehalt verbunden. Die „natürliche" Herkunft ist keineswegs eine Garantie für fehlende Nebenwirkungen. Mehrere Phytotherapeutika, die längere Zeit in Gebrauch waren, mussten wegen erheblicher Nebenwirkungen aus dem Ver-kehr gezogen werden [29].

Auch bei sogenannten traditionellen Phytopharmaka, häufig mit Bezug auf die Antike oder das Mittelalter, zum Beispiel bei der sogenannten Hildegardmedizin, ist die Datenlage sehr schlecht. Wenn Vertreter der Phytotherapie behaupten, dass eine Heilpflanze mehr bewirken könne als die Summe ihrer Inhaltsstoffe – ein sog. Wirkungssynergismus – dann müsste dies wissenschaftlich konkret belegt werden.

8.3   Homöopathie

Die Homöopathie ist die mit Abstand am weitesten verbreitete Form einer Alternativmedizin. Die aus der Homöopathie stammende Redewendung „Behandlung mit Kügelchen" ist geradezu ein gängiger Begriff für eine irgendwie geartete alternativmedizinische Therapie geworden.

Die Homöopathie geht zurück auf Samuel Hahnemann, der schon zu Beginn des 19. Jahrhunderts, also in der Zeit beginnender medizinisch-naturwissenschaftlicher Theorienbildung, aber noch überwiegend vorwissenschaftlicher Praktiken, sein Lehrgebäude entwickelt hatte. Es war die Zeit, als die Medizin sich überwiegend auf Präparate der mittelalterlichen Apotheke stützte, die weitgehend unwirksam, andererseits aber auch gelegentlich mit drastischen Nebenwirkungen behaftet waren. Mit seiner „sanften" Heilmethode, die nicht von Nebenwirkungen begleitet ist, hat er verständlicherweise großen Anklang gefunden. Überspitzt könnte man sagen, dass der Segen seiner damaligen Therapie darin lag, schädliche andere Therapieverfahren verhindert zu haben. Dass die von Hahnemann entwickelte Therapie auch damals schon keinerlei wissenschaftlichen Maßstäben gerecht wurde und bei genauer Betrachtung völlig unplausibel ist, schien zu Hahnemanns Zeiten wenig zu stören.

In den Folgejahren gewann die Homöopathie große Sympathie in weiten Teilen der Bevölkerung, insbesondere auch bei Teilen des gehobenen Bürgertums und des Adels. Hieraus entwickelte sich quasi eine gesellschaftliche Legitimation, die bis heute anhält.

Die Beliebtheit der Homöopathie ist so ausgeprägt, dass sie manchmal selbst geradezu als ein Beleg ihrer Wirksamkeit ausgelegt wird. Dabei gerät die entscheidende Kernfrage, ob sich ein positiver Effekt der Homöopathie belegen lässt und wie dieser gegebenenfalls zu erklären sei, meist in den Hintergrund. Ein empirischer Wirksamkeitsbeleg wäre aber insbesondere deshalb wichtig, weil die wesentlichen Grundlagen der Homöopathie, das Ähnlichkeitsprinzip und die Potenzierung bzw. Dynamisierung, in sich völlig unplausibel sind und allen biologischen, chemischen oder physikalischen Grundprinzipien widersprechen.

Das Ähnlichkeits-prinzip: Der Ursprung dieses Prinzips geht auf einen Selbstversuch von Hahnemann zurück. Zu der damaligen Zeit war Chinarinde ein gängiges Mittel zur Behandlung von Malaria, das auch bei Hahnemann selbst zur mutmaßlichen Heilung einer solchen Infektion geführt hatte. Bei der Suche nach einer Begründung für die Wirkung hat Hahnemann Chinarinde eingenommen und hierbei Fieber entwickelt, das ihn an die Fieberschübe während seiner früheren Krankheit erinnerte. Diese Erfahrung könnte man als die Geburtsstunde der Homöopathie bezeichnen. Die bei Gesunden durch bestimmte Mittel erzeugte künstliche Krankheitsaffektion wurde für ihn als Hinweis auf eine therapeutische Nutzbarkeit gewertet. Das von ihm daraus abgeleitete Prinzip „similia similibus curentur" schien ihm so überzeugend zu sein, dass es nicht weiter hinterfragt oder gar überprüft werden musste. Im Zentrum seiner Lehre standen Begriffe wie Lebensgeister oder Lebenskraft und die Vorstellung, dass eine Krankheit dadurch entstehen könne, dass die Lebenskraft verstimmt sei. Hierbei handelt es sich um Begriffe, die nicht definierbar und deren Ziele nicht messbar sind. Hieraus entwickelte sich das Prinzip der homöopathischen Behandlung in zwei Schritten. Nachdem in einem ersten Schritt der Arzt oder die Ärztin in einer ausführlichen Anamnese die Ausprägungen der Lebenskraft der Patienten abzufragen hatte, musste in einem zweiten Schritt das richtige, das einzig passende Mittel gefunden werden, das genau jene Anzeichen bei einem Gesunden erzeugt.

Das Prinzip des Potenzierens: Weil die künstliche Erzeugung von Krankheitssymptomen ihrerseits mit Nebenwirkungen behaftet war, wurde bald klar, dass die Mittel verdünnt werden mussten. 300 Jahre nachdem Paracelsus die Dosis-Wirkungs-Beziehung von Medikamenten beschrieben hatte, drehte Hahnemann das Prinzip um und führte die Wirkungssteigerung über zunehmende Verdünnungsstufen ein. Dieses Prinzip wurde derart ausgereizt, dass schließlich Verdünnungsstufen entstehen, bei denen keine Spuren der Ursubstanz im Verdünnungsmittel enthalten sind. Diese Verdünnungen sollten nach Hahnemann mit starken Schüttelstößen gegen einen harten Körper verbunden sein, um die entsprechenden Dynamisierungsgrade zu erhalten. Die Herstellungsprozeduren wurden von Hahnemann mehrfach modifiziert und sehr detailliert beschrieben.

> Wesentliche Grundlagen der Homöopathie, das Ähnlichkeitsprinzip und die Potenzierung bzw. Dynamisierung, sind völlig unplausibel und widersprechen allen biologischen, chemischen oder physikalischen Grundprinzipien.

Die Dynamisierung: Nach Hahnemann gehören zu der stufenweisen Verarbeitung seiner Substanzen, dem sog. Dynamisieren, neben der Verdünnung verschiedene weitere Verarbeitungsschritte wie Verschütteln bzw. Verreiben, womit eine stärkere und längere Wirkung der Arznei erzeugt werden soll.

In den Folgejahren ergänzte Hahnemann sein Gedankengebäude um weitere Fundamente, die mit verschiedenen Begriffen verbunden waren,

deren tiefere Bedeutung sich nicht immer erschließt. Hahnemann entwickelte einen heftigen Kampf gegen die Medizin mit sogenannten
allopathischen Mitteln, ein Begriff, der bis heute von der Homöopathie zur
Abgrenzung von der wissenschaftlichen Medizin verwendet wird. So verbreitete Hahnemann die Vorstellung, dass ein allopathisch misshandelter
Organismus für homöopathische Wohltaten nicht mehr empfänglich sei.

Bemerkenswert ist, dass die heutige Homöopathie sich in mancher-
lei Hinsicht noch sehr eng an Hahnemanns Vorstellungen und seine Vor-
schriften bindet, dass andererseits aber auch Modifikationen vorgenommen
werden, obwohl Hahnemann ein solches Vorgehen auf das Heftigste
abgelehnt hat.

Nach dem Weltbild Hahnemanns beruht die Wirkung seiner Arzneien
auf geistartigen Heilkräften, die durch Rühren und Schütteln freiwerden.
Die Frage der Wirksamkeit seiner Arzneimittel war für ihn nicht von
Interesse. Auch diese mystische Wirkung wurde nicht experimentell überprüft. Damit war die Homöopathie gewissermaßen ein System ohne
erfahrbare Widersprüche, ein in sich geschlossenes, nahezu unwiderleg-
bares System, in dem prinzipiell nur Erfolge festgestellt werden konnten.
Ging es einem Patienten nach der Behandlung besser, konnte der Arzt dies
als Beweis für die Wirksamkeit der Homöopathie ausgeben. Ging es ihm
nicht besser, sprach dies keinesfalls für die Unfähigkeit oder Unwirksamkeit der Homöopathie, man hatte lediglich noch nicht das geeignete Mittel
gefunden.

Dies alles konnte zur Zeit Hahnemanns, als mystische Krankheitsbegriffe
noch sehr verbreitet waren, verständlicherweise eine recht hohe Akzeptanz
finden. In den vergangenen 200 Jahren musste sich aber die Homöopathie
in dem zunehmend wissenschaftlichen Umfeld bewähren. Es blieb daher
nicht aus, dass sich dann auch die Frage nach der Wirksamkeit homö-
pathischer Präparate stellte. In deutlichem Gegensatz zu Hahnemanns Lehre
werden homöopathische Präparate heute als eine Form von Medikamenten,
meist in Form von sog. Globuli, für bestimmte Indikationen angeboten,
deren Wirksamkeit sich prinzipiell untersuchen ließe.

Die Liste der Indikationen für homöopathische Arzneimittel ist unübersehbar. Sie reicht von wenig definierbaren Befindlichkeitsstörungen wie Ver-
spannungen, Schlafstörungen, Überforderung, Angst oder Übelkeit über
unscharfe Begriffe wie Abwehrschwäche, erhöhte Infektneigung, Herz-
klopfen oder Rückenschmerzen bis zu definierbaren und zum Teil ernsthaften Erkrankungen wie Harnwegsinfekt, Neurodermitis, Migräne,
Sonnenbrand, Sportverletzungen etc.

Homöopathische Heilverfahren werden heute in sehr unterschiedlicher Form angeboten, zum Teil sehr streng an Hahnemanns Lehre orientiert, manchmal aber auch mehr oder weniger an moderne Krankheitsvorstellungen angepasst. Unter den niedergelassenen Ärztinnen und Ärzten in Deutschland soll jeder zweite häufig oder gelegentlich Homöopathie anbieten, wobei aber nur die Hälfte dieser Ärzte selbst von der zugrunde liegenden Lehre überzeugt ist [30].

Homöopathische Präparate sind apothekenpflichtig, sie sind aber grundsätzlich von der Verordnungsfähigkeit zulasten der gesetzlichen Krankenversicherung ausgeschlossen. Nach einem GKV- Versorgungsstrukturgesetz aus dem Jahr 2012 ist es Krankenkassen aber freigestellt, diese Präparate im Sinne einer Ausnahmeregelung in ihre Satzungsleistungen aufzunehmen. Die meisten sogenannten Ersatzkassen haben entsprechende Selektivverträge abgeschlossen. Hierzu ist in jüngster Zeit eine politische Auseinandersetzung geführt worden.

Der Gesundheitsexperte und Bundesgesundheitsminister Karl Lauterbach schlägt vor, den Krankenkassen die Kostenerstattung von homöopathischen Arzneien zu verbieten. Er verweist dabei auf Frankreich, wo die oberste Gesundheitsbehörde festgestellt hat, dass homöopathische Arzneimittel wissenschaftlich gesehen nicht ausreichend wirksam seien. Daher sei eine Erstattung nicht gerechtfertigt. Der Gemeinsame Bundesausschuss (G-BA), der über die Pflichtleistungen der gesetzlichen Krankenversicherung (GKV) entscheidet, unterstützt Lauterbach.

Auch die Europäische Akademie der Wissenschaften (EASAC) hat auf die Gefahren der Homöopathie hingewiesen [31]. Die EU und ihre Mitgliedstaaten werden aufgefordert, Homöopathika in Zukunft nicht als Arzneimittel zu registrieren oder zuzulassen. Ferner wird gefordert, dass beschönigende Werbe- und Marketingaussagen zu unterbleiben haben und dass die Krankenkassen die Kosten nicht erstatten sollen.

Der ehemalige Bundesgesundheitsminister Jens Spahn wollte dagegen die umstrittene Kostenübernahmen für homöopathische Mittel durch die Krankenkassen nicht antasten. Angesichts des vergleichsweise geringen Anteils an den Gesundheitskosten meint er, dass es nicht wert sei, durch die damit verbundene emotionale Diskussion „Viele vor den Kopf zu stoßen". Von den etwa 40 Mrd. € im Jahr für Arzneimittelausgaben entfallen nur etwa 20 Mio., also nur 0,2 Promille, auf Mittel der Homöopathie.

Die Frage nach einer möglichen Wirksamkeit homöopathischer Präparate muss als abschließend geklärt angesehen werden. Seit 1991 sind elf indikationsübergreifende systemische Übersichtsarbeiten zur Homöopathie publiziert worden, erstellt von Ärzten und Wissenschaftlern und nicht zuletzt von Befürwortern der Homöopathie selbst. Keines dieser elf Reviews kam zu dem Ergebnis, dass eine verlässliche Evidenz für die Wirksamkeit einer homöopathischen Behandlung bei irgendeiner Indikation vorliegt [32].

Im Deutschen Ärzteblatt wird beschrieben [31], wie über den Bundesverband homöopathischer Ärzte mit allen Mitteln versucht wird, kritische Äußerungen aus der Ärzteschaft oder auch von Journalisten und Journalistinnen zur Wirksamkeit der Homöopathie durch Beschwerden beim Deutschen Presserat oder durch Klageandrohungen zu verhindern. Inzwischen nehmen sich aber auch Satiriker die Freiheit, über die mangelnde Wirksamkeit der Homöopathie zu spotten.

Der Diskurs über die Homöopathie hat sich gelegentlich ganz von der Frage der Wirksamkeit gelöst. Dies zeigt sich auch in einem gerichtlichen Verfahren um das Präparat „HCG C30". Das Schwangerschaftshormon HCG soll nach Ansicht von Homöopathen beim Abnehmen helfen. Die Verdünnung C30 bedeutet, dass ein Molekül des Ausgangsstoffes in einer riesigen Wasserkugel verdünnt wird, deren Durchmesser dem Abstand zwischen Erde und Sonne gleicht. Skeptiker hatten geklagt, weil es irreführend sei, das verdünnte Arzneimittel als HCG zu bezeichnen. Das Landesgericht Darmstadt (Az. 15 O 25/19) wies die Klage jedoch ab. Nur weil der Ausgangsstoff HCG infolge extremer Verdünnung nicht mehr nachweisbar ist, bedeutet dies nicht, dass das homöopathische Arzneimittel kein HCG enthalten würde. Schließlich würden die Namen zahlreicher anderer, ähnlich stark verdünnter homöopathischer Arzneimittel ebenfalls den jeweiligen Ausgangsstoff beinhalten. Bei Stattgabe der Klage würde dies zu einem faktischen Verbot homöopathischer Arzneimittel führen, was nach Meinung des Gerichts nicht im Interesse der Verbraucher sein kann. Mit dieser Meinung wird zum Ausdruck gebracht, dass die Tatsache der fehlenden Wirksamkeit unerheblich sei. Die Anerkennung der Homöopathie als „Besondere Therapierichtung" stellt, wie ausgeführt, eine politische und nicht auf Fakten basierte Meinung dar. Bedenklich erscheint, dass ein Gericht die rein politische Begründung übernimmt.

Diese Meinung wurde aber vom Oberlandesgericht Frankfurt nicht geteilt (Az. 6 U 49/20). Die Inhaberin der Apotheke wurde aufgefordert, künftig keine HCG-Produkte „bestehend aus 100 % Zucker als Nahrungsergänzungsmittel ohne Angaben der Kategorien von Nährstoffen oder sonstigen Stoffen, die für das Erzeugnis kennzeichnend sind, in den Verkehr zu bringen". Anders als in der Produktbezeichnung suggeriert, sei das Schwangerschaftshormon nicht in den Produkten enthalten.

Auf die mit der Duldung der Homöopathie verbundenen Probleme hat der „Münsteraner Kreis", eine Vereinigung von klinisch tätigen Ärzten, Sozialmedizinern, Medizinethikern, Juristen und Statistikern, in einer ausführlichen Stellungnahme hingewiesen. Insbesondere wurde die Abschaffung der Zusatzbezeichnung Homöopathie gefordert [33]. Dies hat vermutlich zu einem gewissen Umdenken auch in der verfassten Ärzteschaft geführt. Nach und nach haben die Landesärztekammern, mit Ausnahme von Thüringen, Sachsen, Nordrhein, Baden-Württemberg und Rheinland-Pfalz, die Zusatzbezeichnung Homöopathie abgeschafft.

8.4 Anthroposophische Medizin

Die anthroposophische Medizin basiert auf der Weltanschauung ihres Entwicklers, Rudolf Steiner, und sie stellt eher eine Weltanschauung als eine medizinische Therapierichtung dar. Die in dem System von Steiner verwendeten Begriffe der „Wesensglieder" wie „Physischer Leib", „Ätherleib", „Astralleib" und „Ich-Organisation" sind für Menschen, die dieser Weltanschauung nicht nahestehen, schwer verständlich. Zu einer Grundauffassung von Steiner gehört, dass Krankheiten und Heilung als gestörtes bzw. wiederhergestelltes Verhältnis der verschiedenen Wesensglieder zu verstehen sind.

Die in der anthroposophischen Medizin verwendeten Heilmittel können aus pflanzlicher oder tierischer Herkunft stammen, sind aber gelegentlich auch mineralischer Art. Ähnlich wie bei der Homöopathie spielt bei der Wahl der Mittel eine phänomenale Analogie eine Rolle, also etwa das parasitäre autonome Wachstum der Mistel, das sich im Tumor spiegelt.

Als Teil der Besonderen Therapierichtungen werden für anthroposophische Arzneimittel keine Wirksamkeitsnachweise gefordert. Die hierfür zuständige Kommission begnügt sich mit Wirksamkeitsbeschreibungen oder persönlichen Erfahrungen der Anhänger dieser Methode. Wissenschaftliche Untersuchungen über die Wirksamkeit der Heilmittel als Erkenntnisgrundlage werden von Steiner ausdrücklich abgelehnt. So ist es nicht verwunderlich, dass nur sehr wenige Wirksamkeitsstudien vorliegen, die allerdings auch keine Belge bringen. Man geht davon aus, dass eine derart individualisierte und komplexe Behandlungsmethode, wie sie der anthropologischen Medizin zugrunde liegt, prinzipiell nicht in klinischen Studien abgebildet werden könne. Dies entspricht allerdings nicht den Tatsachen, denn jedes Verfahren ist überprüfbar, und es gibt verschiedene Möglichkeiten, ein entsprechendes Prüfverfahren aufzubauen [7].

> Die Behauptung, dass die anthroposophische Medizin nicht in Studien über-
> prüfbar wäre, ist unrichtig. Für jedes Verfahren lassen sich Studien zur Wirk-
> samkeitsprüfung entwickeln.

Ein klassisches Beispiel für eine anthroposophische Therapie ist die Misteltherapie bei Tumorerkrankungen, die sehr verbreitet ist und die, zumindest
als Begleittherapie, weit in die wissenschaftlich orientierte Onkologie ein-
gedrungen ist. Nach Steiners Auffassung wird durch die Mistelpflanzen
die ätherische Kraft des Wirtsbaumes übernommen und auf den menschlichen Organismus übertragen. Dies soll zu einer Stärkung der Abwehr-
kräfte und damit zu einem Zerfall des Karzinoms führen. Verschiedene
Forschergruppen und Arzneimittelhersteller haben unterschiedliche Mistel-
zubereitungen entwickelt und als anthroposophische Pharmaka auf den
Markt gebracht. Naturwissenschaftlich orientierte Forscher haben im
Gegensatz zu Anthroposophen sogar versucht, das Wirkprinzip in den
Inhaltsstoffen zu entdecken, unter anderem in den Mistellektinen. Die
Ergebnisse waren sehr widersprüchlich. Wichtiger als eine solche In-
vitro-Wirkung ist aber bekanntlich die Wirkung der Präparate auf das
Tumorwachstum in vivo oder auf andere körperliche Erscheinungen bzw.
Befindlichkeitsstörungen. Gerade bezüglich der Misteltherapie gibt es hierzu
eine Vielzahl von Studien, aber je größer die Studienpopulation ist und je
besser die Studien durchgeführt wurden, umso eindeutiger sind die Ergebnisse negativ [34, 35].

9

Wirksamkeitsprüfungen bei alternativen Heilmethoden

9.1 Studien zur Überprüfung der Wirksamkeit

Viele Vertreter alternativmedizinischer Verfahren verzichten dezidiert auf eine wissenschaftliche Überprüfung, andere halten mit unterschiedlicher Begründung eine wissenschaftliche Untersuchung für nicht anwendbar, insbesondere mit dem Hinweis auf eine Individualisierung ihrer Strategien. Andererseits wird aber auch von Alternativmedizinern ein Forschungsbedarf angemahnt, oder es wird auf vorliegende klinische Studien verwiesen. Dabei fällt auf, dass selbst dann, wenn bei derartigen Untersuchungen eine therapeutische Wirksamkeit nicht gefunden wurde, die Verwendung der entsprechenden alternativen Behandlungsmethoden beibehalten wird. Edzard Ernst hat einmal formuliert, dass in solchen Fällen gelegentlich Evidenz durch Werbung ersetzt wird [36].

Die Literatur über Studien zu einer möglichen Wirksamkeit von alternativen Heilmethoden ist unübersehbar und qualitativ extrem heterogen. Einige dieser Studien erheben den Anspruch von Wissenschaftlichkeit, auch wenn wegen methodischer Mängel ein Wirksamkeitsbeleg gar nicht hätte erbracht werden können. Dies hat Edzard Ernst an verschiedenen Beispielen erläutert [37]. Insgesamt lässt sich feststellen, dass bisher kein eindeutiger Beweis mit anerkannten und sauber durchgeführten wissenschaftlichen Studien für eine Wirksamkeit erbracht werden konnte. Dies gilt für alle im Kap. 7 genannten Verfahren, einschließlich der Homöopathie.

J. Köbberling, *Wirkung ohne Wirksamkeit*, https://doi.org/10.1007/978-3-662-65564-1_9

> Trotz einer umfangreichen Literatur über Studien zu alternativmedizinischen Heilmethoden konnten keine eindeutigen und überprüfbaren Ergebnisse über eine Wirksamkeit gefunden werden.

In einer Reihe von Publikationen wurden Versuche beschrieben, die Wirksamkeit von homöopathischen Präparaten zu belegen, und in manchen Studien wurden vermeintlich positive Effekte beschrieben. In keinem Fall halten die Ergebnisse einer kritischen methodischen Überprüfung stand. In einer viel beachteten Publikation [38], die sich der Frage gewidmet hat, ob die klinischen Wirkungen der Homöopathie nur Placebo-Effekte sind, wurden 110 Homöopathiestudien analysiert, die jeweils angeblich Placebo-kontrolliert durchgeführt worden waren. Bei 19 % dieser Studien wurden leichte positive Effekte beobachtet. Als die Studien aber vertieft analysiert wurden, stellte sich heraus, dass ein solcher positiver Effekt insbesondere bei kleinen und qualitativ minderwertigen Studien zu beobachten war, nicht jedoch bei Studien mit höherer Fallzahl und besserer Qualität. Die Autoren erklärten die gelegentlich auftretenden positiven Effekte mit einer Voreingenommenheit bei der Durchführung und der Berichterstattung über die Studien. Sie wiesen darauf hin, dass auch in der wissenschaftlichen Medizin bei kleineren und minderwertigeren Studien häufig deutlichere Effekte zu beobachten sind als bei qualitativ besseren Studien.

In einem Editorial zu dieser Publikation in der Zeitschrift Lancet stellten die Referenten fest, dass das Ergebnis selbst kaum überraschend ist. Es sei vielmehr bemerkenswert, dass auch nach 150 Jahren mit negativen Ergebnissen solche Studien weitergeführt werden [39]. Sie schreiben, dass die Popularität der Homöopathie offenbar umso größer wird, je verwässernder die Beweise werden.

Auch wenn immer wieder betont wird, dass die sich Wirksamkeit von Methoden nur auf der Basis von sorgfältig geplanten klinischen Studien beurteilen lässt, wird zunehmend die Frage diskutiert, ob es auch Grenzen für die Bereitschaft zur Durchführung solcher Studien geben sollte. Wenn vom Konzept der Studie her aus unterschiedlichen Gründen eine Wirksamkeit unter keinen Umständen erwartet werden kann, ist es fragwürdig, diesbezüglich klinische Studien zu planen. Hierfür hat sich der Begriff einer mangelnden „Scientabilität" entwickelt [40, 41]. Hiermit soll ausgedrückt werden, dass medizinische Maßnahmen nur dann in klinischen Studien untersucht werden sollen, wenn sie sicheren Erkenntnissen aus anderen Bereichen der Wissenschaft nicht widersprechen. Diese Haltung widerspricht nicht dem Gedanken der evidenzbasierten Medizin, zu deren Aufgaben es nicht gehört, die Gültigkeit von Naturgesetzen zu überprüfen.

Jürgen Windeler schrieb hierzu, dass die Idee, physikalische Unmöglich-keiten, etwa ein Perpetuum mobile, mit empirischen Methoden untersuchen und damit bestätigen oder infrage stellen zu wollen, nicht wissenschaftlich ist, sondern vielmehr einen Missbrauch dieser Methoden darstellt [41]. Insbesondere sollten weitere Studien zur Wirksamkeit homöopathischer Arzneien unterbleiben, da irrelevante Studien keinen Nutzen haben, andererseits aber zu einer scheinbaren wissenschaftlichen Legitimierung der Homöopathie führen könnten. Zu bedenken ist in diesem Zusammenhang auch, dass jede klinische Studie die Mitwirkung von Patienten erforderlich macht und dass es unethisch ist, Patienten in Studien einzubinden, von denen die mangelnde Sinnhaftigkeit schon vorab bekannt ist.

> Es ist nicht sinnvoll, Studien über Verfahren durchzuführen, die allen Gesetzen der Naturwissenschaft widersprechen. Die Idee, physikalische Unmöglichkeiten mit empirischen Methoden untersuchen zu wollen, stellt einen Missbrauch der Wissenschaft dar.

Wenn es wenig sinnvoll ist, weiter Studien zur Homöopathie durchzu-führen, sind jedoch Studien zu Verfahren, die zumindest eine minimale Plausibilität haben, jederzeit möglich und ggf. auch zu unterstützen. Wenn sich dabei belegbare Wirksamkeitsnachweise erbringen ließen, wäre auch die wissenschaftliche Medizin bereit, dies zu akzeptieren und die bisherigen Auffassungen hinsichtlich einer Unwirksamkeit zu korrigieren. Es ist nie auszuschließen, dass bestimmte Maßnahmen, die heute der Alternativ-medizin zuzurechnen sind, nach entsprechenden Wirksamkeitsbelegen in Zukunft zum Spektrum der wissenschaftlich orientierten Medizin gehören.

9.2 Widerlegte Wirksamkeit etablierter Behandlungsmethoden

Dies gilt auch in umgekehrter Richtung. Immer wieder kommt es vor, dass etablierte und vermeintlich als wirksam aufgefasste Methoden hinterfragt und überprüft werden. Wenn sich dabei herausstellt, dass sich eine Wirk-samkeit bezüglich des Therapiezieles nicht nachweisen lässt, wird eine solche Methode aufgegeben oder möglicherweise auch von der Alternativmedizin aufgegriffen. Ein Beispiel stellt das Strophanthin dar, von dem lange Zeit fälschlicherweise angenommen wurde, dass sich hiermit eine Herzschwäche behandeln ließe. Heute wird dieses Präparat ausschließlich von Vertretern der Alternativmedizin verwendet.

Ein klassisches Beispiel dafür, dass sich ungeprüfte und sogar eindeutig schädliche Behandlungsmethoden über lange Zeit halten können, bietet der Aderlass, der über Jahrhunderte hinweg bei einer Vielzahl von Erkrankungen durchgeführt wurde und bei vielen Menschen Gesundheitsstörungen oder sogar Todesfälle hervorgerufen hat.

Von Hippokrates ausdrücklich empfohlen, wurde der Aderlass schon im Altertum durchgeführt, und bis zum Beginn der Neuzeit wurde dieses Verfahren beibehalten. Noch um das Jahr 1900 gehörte der Aderlass-Schnepper in jede gut sortierte Arzttasche. Beim Aderlass zu therapeutischen Zwecken werden etwa zwischen 500 und 1000 ml Blut entnommen. In der Blütezeit der Aderlasstherapie konnten es auch schon einmal zwei Liter Blut sein – aus heutiger Sicht eine gefährliche Menge.

Nur bei wenigen Krankheitsbildern konnte ein Heilungseffekt durch Aderlass nachgewiesen werden. Erst mit Beginn der wissenschaftlichen Medizin im 20. Jahrhundert ist der Aderlass aus dem medizinischen Alltag verschwunden. Nur für wenige definierte Krankheitsbilder mit Störungen im Eisenstoffwechsel oder unkontrollierter Produktion von roten Blutkörperchen stellt der Aderlass eine wissenschaftlich gesicherte Heilmethode dar.

Bei manchen alternativmedizinischen Behandlungsmethoden wird aber bis heute an Aderlässen als Teil der Therapie festgehalten.

Ein Beispiel aus der jüngeren Medizingeschichte ist die Digitalistherapie zu nennen. Schon im frühen Mittelalter wurden Extrakte aus der Fingerhutpflanze, Digitalis purpurea, zur Behandlung von Herzkrankheiten eingesetzt. Im Jahr 1785 hat der englische Forscher William Withering den Gebrauch von Extrakten aus dieser Pflanze als festen Bestandteil in die damals gängige Medizin eingeführt und professionalisiert. Die Struktur der aus dieser Pflanze gewonnenen sogenannten Glykoside wurde im Jahr 1925 durch den deutschen Forscher Reinhold Windaus aufgeklärt.

Über Jahrhunderte hin galt die Therapie mit Extrakten der Digitalispflanze oder den aufbereiteten Digitalisglykosiden als gesicherte Therapie für verschiedene Herzkrankheiten, insbesondere für eine muskuläre Herzschwäche oder für Rhythmusstörungen des Herzens. Es handelte sich um die meistverkauften pharmakologischen Präparate, insbesondere nachdem die Indikation immer mehr erweitert wurde. Auch ohne nachgewiesene Herzerkrankung wurden die Präparate zur „Kräftigung des Altersherzens" empfohlen. Sie wurden ein fester Bestandteil des Lehrbuchwissens und fanden sich in entsprechenden Therapieleitlinien. Die Überzeugung über ihren therapeutischen Nutzen war so ausgeprägt, dass kritische Studien zur Frage ihrer nachweisbaren Wirksamkeit lange Zeit unterblieben. Frühere

Studien, vor allem sogenannte Auslassversuche, waren aber methodisch unzureichend und können für neuere therapeutische Empfehlungen nicht mehr herangezogen werden. Die Ergebnisse einer umfangreichen kontrollierten und prospektiven Studie zu Digitalis mit 6800 Herzinsuffizienzpatienten waren dagegen sehr ernüchternd. Es konnte weder eine Senkung der Sterblichkeit noch eine Verbesserung der Leistungsfähigkeit nachgewiesen werden [42]. Diese und mehrere weitere Studien haben nun dazu geführt, dass Digitalis nicht mehr zur Behandlung der Herzinsuffizienz empfohlen werden kann, insbesondere, weil inzwischen verschiedene andere Medikamente mit gesicherter Wirksamkeit bezüglich der Herzfunktion auf dem Markt sind.

Diskutiert wird noch eine mögliche verbleibende Restindikation, nämlich die Frage, ob sich eine unterstützende Wirkung von Digitalis bei solchen Patienten nachweisen lässt, die daneben eine moderne Standardtherapie erhalten. Hierzu wird seit dem Jahr 2015 eine Studie durchgeführt, die sich mindestens bis zum Jahr 2024 hinziehen wird, um die notwendige Gesamtzahl von etwa 1700 Patienten oder Patientinnen zu erreichen.

Man sieht an diesem Beispiel, dass sich auch etablierte und vermeintlich gesicherte Behandlungsmethoden der wissenschaftlichen Medizin einer kritischen Prüfung unterziehen müssen. Solche Prüfungen müssen sehr umfangreich sein, damit sie hinreichend aussagefähig sind. Sie sind damit sehr kostenaufwendig, und Hersteller aus der Pharmaindustrie haben selten Interesse an der Durchführung solcher Studien, sodass die Finanzierung ausschließlich über Institutionen der Öffentlichkeit erfolgen muss. Auch Vertreter der wissenschaftlichen Medizin sind bereit, sich für die Durchführung solcher Studien, deren Notwendigkeit nicht bestritten werden kann, einzusetzen, und sie werden die Ergebnisse akzeptieren, auch wenn sie bisherigen vermeintlich sicheren Vorstellungen widersprechen.

Ob die negativen Studienergebnisse einschließlich der ausstehenden Ergebnisse der noch laufenden Studie dazu führen, dass Digitalis auch aus den Angeboten der Alternativmedizin verschwindet, ist sehr fraglich.

9.3 Widerlegte Studien zur Wirksamkeit von Alternativmedizin

Eines der bekanntesten Beispiele für eine Täuschung über die vermeintliche Wirksamkeit einer homöopathisch verdünnten „hochpotenzierten" Lösung stellen die sogenannten Benveniste-Experimente dar. Der französische

Forscher Jacques Benveniste hatte behauptet, dass ein bestimmter biologischer Vorgang, die Degranulation von basophilen Leukozyten durch Anti-IgE, auch dann erfolge, wenn in der verwendeten Lösung durch hohe Verdünnung keine Anti-IgE Moleküle mehr vorhanden sein konnten. Der damalige Herausgeber der Zeitschrift Nature ließ die Ergebnisse publizieren, bestand aber darauf, sie extern überprüfen zu lassen. Hierfür hat er den für solche Experimente bekannten Experten, James Randi, gewinnen können, der eine sorgfältige Überprüfung vorgenommen hat. Randi hat bei seinen Untersuchungen im Labor von Benveniste eine Vielzahl von Unzulänglichkeiten festgestellt, die in ihrer Gesamtheit eindeutig einen Betrug darstellten. Der ganze Vorgang wurde ausführlich in der Zeitschrift Nature beschrieben [43].

Nach der Definition für Alternativmedizin würde ein Verfahren, bei dem eine Wirksamkeit zweifelsfrei nachgewiesen würde, nicht mehr dem Bereich der Alternativmedizin zugeordnet werden. Da dies nicht gelungen ist, bleibt es bei der Feststellung, dass alle oben genannten Methoden zur Alternativmedizin gerechnet werden und dass damit die beobachteten Wirkungen nicht auf eine Wirksamkeit zurückzuführen sind.

9.4 Auch „Geistheilung" lässt sich wissenschaftlich überprüfen

Der schon erwähnte Edzard Ernst, der sich als Professor für Alternativmedizin in England ganz der Aufdeckung unwissenschaftlicher medizinischer Verfahren gewidmet hat, hat nicht nur pseudowissenschaftlich anmutende Behauptungen der Alternativmedizin widerlegt, sondern auch die Fähigkeiten von Geistheilern überprüft. Geistheiler sind Menschen, die angeblich durch Handauflegen bestimmte Energien, häufig kosmische oder göttliche Energien, in Heilkräfte umwandeln können. Ernst hat für seine Untersuchungen 130 Patientinnen oder Patienten, die von Geistheilern behandelt werden sollten, in vier Gruppen eingeteilt. Die eine Gruppe stand in direktem Kontakt mit dem Geistheiler, die zweite Gruppe war von ihm durch eine undurchsichtige Wand getrennt, und die dritte Gruppe wurde von geschulten Schauspielern behandelt. Bei der vierten Gruppe fand überhaupt keine Therapie hinter dem Vorhang statt, was aber die Studienteilnehmer nicht wussten. Dieses Studienprotokoll wurde vorab von den Geistheilern selbst ausdrücklich für angemessen erklärt.

Bei allen vier Gruppen gab es beeindruckende Therapieeffekte. Viele Patientinnen und Patienten berichteten, dass sie sich nach der „Therapie" so gut gefühlt haben wie schon lange nicht. Das Bemerkenswerte an dieser Studie ist jedoch, dass die positiven Effekte in allen vier Gruppen auftraten, also auch bei den Patienten, die ganz allein im Raum waren. Es gab keinen signifikanten Unterschied zwischen den verschiedenen Vorgehensweisen. Damit konnte klar bewiesen werden, dass nicht die Energie eines Geistheilers wirksam war, sondern dass die eingetretenen Wirkungen als Folgen anderer Umstände aufgetreten waren. Auf solche kontextabhängigen Umstände wird im nächsten Kapitel ausführlich eingegangen.

Edzard Ernst hat diese Studie nicht durchgeführt, um zu prüfen, ob Geistheiler tatsächlich über eine natürliche Kraft verfügen, sondern vor allem, um zu demonstrieren, dass sich die meisten Verfahren der Alternativmedizin mit einem geeigneten Versuchsaufbau überprüfen lassen.

9.5 Alle Methoden der Alternativmedizin sind prinzipiell überprüfbar

Das geschilderte Beispiel der Überprüfung der Wirksamkeit von Geistheilern zeigt, dass das häufig vorgetragene Argument, alternativmedizinische Maßnahmen ließen sich nicht wissenschaftlich überprüfen, falsch ist. Alle Aussagen über Heilverfahren oder medizinische Ereignisse, die einen Anspruch auf Allgemeingültigkeit haben, lassen sich so formulieren, dass sie prinzipiell widerlegbar und damit wissenschaftlich überprüfbar sind. Wie einfach dies sein kann, soll an einem Beispiel aus dem eigenen Bereich dargestellt werden. Wir haben eine Doktorandin beauftragt, die unter Esoterikern verbreitete Vorstellung über Biorhythmen zu überprüfen [44]. In einem gleichbleibenden Rhythmus von Tagen, beginnend mit dem Tag der Geburt, soll es an den Gipfeln solcher Biokurven gehäuft zu dramatischen gesundheitlichen Problemen kommen. Anhänger dieser Lehre vermeiden zum Beispiel gezielt, sich an solchen Tagen operieren zu lassen. Dabei wird ein „Körperrhythmus" von 23 Tagen von einem „Seelenrhythmus" von 28 Tagen und einem „Geistesrhythmus" von 33 Tagen unterschieden. Ein einschneidendes Ereignis ist bekanntlich der Herzinfarkt, dessen Eintritt meist genau auf einen Tag bezogen werden kann. Für die Studie waren also lediglich zwei Daten der Probanden zu ermitteln, das des Herzinfarktes und das der Geburt. Für jeden der insgesamt 1641 Herzinfarktpatienten konnte mit einem einfachen Programm die Zahl der Tage zwischen Geburt und Infarkteintritt ermittelt werden. Erwartungsgemäß stellte sich heraus, dass eine reine Zufallsverteilung vorlag. Für keine der angenommenen Frequenzen eines Biorhythmus fanden sich Häufungen der Infarkteintritte an bestimmten Tagen.

> Die Behauptung, dass sich die Wirksamkeit alternativmedizinischer Verfahren nicht wissenschaftlich überprüfen lasse, ist falsch. Alle Behauptungen, die über kasuistische Beschreibungen hinausgehen, lassen sich so formulieren, dass sie prinzipiell widerlegbar und damit wissenschaftlich überprüfbar sind.

9.6   Individuelle Heilerfolge entziehen sich jeder Überprüfbarkeit

Von Vertretern der Alternativmedizin wird immer wieder behauptet, dass sich ihre Verfahren nicht mit den üblichen wissenschaftlichen Methoden überprüfen lassen. Einer solchen Aussage muss deutlich widersprochen werden. Jedes Verfahren lässt sich prinzipiell auf seine Wirksamkeit überprüfen. Dies gilt allerdings nicht für episodische Berichte über individuelle Heilerfolge. Nur wenn ein reproduzierbarer Effekt bei einer Gruppe von Menschen beobachtet wird und hieraus eine Regelmäßigkeit abgeleitet werden soll, kann eine Wirksamkeitsüberprüfung stattfinden. Häufig sind aber gerade in der Alternativmedizin Berichte und Behauptungen so formuliert, dass sie prinzipiell nicht widerlegbar sind, also zum Beispiel die Aussage „ich habe beobachtet, dass die Substanz X bei der Patientin Y eine deutliche Verbesserung ihrer Beschwerden herbeigeführt hat". Eine solche Aussage ist zwar nicht widerlegbar, sie ist aber auch wertlos, weil sie keinerlei Übertragung auf andere Situationen zulässt. Nicht widerlegbare Behauptungen entziehen sich einer wissenschaftlichen Überprüfung, sie sind in sich nicht wissenschaftlich und können keine Grundlage für einen Wirksamkeitsbeleg sein.

> Prinzipiell nicht widerlegbare Behauptungen, zum Beispiel Einzelfallbeobachtungen, entziehen sich einer wissenschaftlichen Überprüfung und können keine Grundlage für einen Wirksamkeitsbeleg darstellen.

9.7   Andere Täuschungsmöglichkeiten über Heilerfolge

Neben der spezifischen Wirksamkeit einer eingesetzten Substanz und den unspezifischen Kontextfaktoren kann die beobachtete Wirkung auch durch verschiedene weitere Variablen beeinflusst sein.

Spontane Besserung: Wenn es im Rahmen eines Heilverfahrens zu einer Besserung der Krankheitssymptome gekommen ist, besteht grundsätzlich die Möglichkeit, dass es sich um eine spontane Gesundung gehandelt hat. Sehr viele Beschwerden, insbesondere solche, die ohne eine organisch fassbare Grunderkrankung aufgetreten sind, bessern sich spontan nach gewisser Zeit. Nachträglich lässt es sich grundsätzlich nicht feststellen, ob die Besserung spontan oder kausal durch die Behandlung erfolgt ist. Dies wird auch mit dem Schlagwort „praeter hoc" oder „propter hoc", neben oder durch die Intervention, bezeichnet.

Regression zur Mitte: Dieser Grundsatz der mathematischen Statistik hat auch im Zusammenhang mit beobachteten Heilungen Gültigkeit. Wenn ein bestimmtes Maß, nehmen wir als Beispiel einen Laborwert, eine Streuung aufweist, dann ist bei einer Zweitbeobachtung mit größerer Wahrscheinlichkeit damit zu rechnen, dass anfänglich erhöhte Werte sich in Richtung Normalbereich verändern. Wenn die erhöhten Werte bestimmten Krankheitserscheinungen zuzuordnen sind, dann ergibt sich automatisch die Wahrscheinlichkeit, dass diese bei einer Zweitmessung besser ausfallen als zum Zeitpunkt der ursprünglichen Beobachtung. Würde man z. B. gezielt Patienten oder Patientinnen mit Diabetes herausgreifen, die gerade einen relativ hohen Blutzuckerwert haben, und würde man die Werte nach einer „Behandlung" erneut bestimmen, dann wäre mit sehr großer Wahrscheinlichkeit eine Besserung des Diabetes zu erwarten, auch wenn die „Behandlung" ohne jegliche wirksame Substanz erfolgt wäre.

Mehrfachtherapie: Viele Patienten unterziehen sich gleichzeitig mehreren Behandlungsmaßnahmen. In solchen Fällen ist es unmöglich, zu ermitteln, welche der Therapieverfahren Wirksamkeit gezeigt haben und welche nicht.

Soziale Erwünschtheit: Patienten neigen sehr dazu, die Ergebnisse ihrer Therapie positiv zu betrachten, insbesondere, wenn es sich um neue oder ungewöhnliche Verfahren handelt. Sie fühlen sich dadurch in ihrer Entscheidung bestätigt, und sie vermitteln ihren Eindruck gern nach außen. Misserfolge, z. B. bei einer Therapie, werden dagegen gern verschwiegen.

Die hier genannten zusätzlichen Erklärungsmöglichkeiten für beobachtete Heileffekte spielen insbesondere dann eine große Rolle, wenn keine wirksamen Behandlungsmethoden beteiligt sind, wenn die beobachtete Wirkung also vor allem kontextabhängig zu erklären ist.

10

Ausbreitung und Akzeptanz der Alternativmedizin

10.1 Gesellschaftliche Anerkennung der Alternativmedizin

Die fehlende Wirksamkeit der Alternativmedizin stellt keinen Hinderungsgrund für eine breite gesellschaftliche Anerkennung dar. Dabei muss offen bleiben, inwieweit hierbei falsche Vorstellungen über die Wirksamkeit vorliegen. Allein die Häufigkeit der Anwendung und die Beliebtheit der verschiedenen alternativen Behandlungsverfahren scheinen für viele Menschen ausreichend zu sein, die Frage der Wirksamkeit zurückzustellen. Im öffentlichen Bewusstsein fehlt dadurch eine klare Abgrenzung von der mit wirksamen Methoden arbeitenden wissenschaftlich orientierten Medizin zur Alternativmedizin, bei der ausschließlich kontextabhängige Wirkungen beobachtet werden können.

Der Glaube an Paranormales ist in der Bevölkerung sehr verbreitet. Nach einer Zusammenstellung von Inge Hüsgen [45] glauben fast 30 % aller Menschen an die Fähigkeit von Hellsehern. Ähnlich hoch ist der Glaube an Erdstahlen oder an die Astrologie. So ist es nicht verwunderlich, dass jeder Dritte die Alternativmedizin und speziell die Homöopathie für wirksame Heilverfahren hält. In einer Studie von Robert Mestel und Inge Hüsgen haben 33,2 % aller Befragten den folgenden Satz bejaht: „Die Homöopathie ist ebenso gut wie die konventionelle Medizin oder besser" [46]. Auch die Wirkung von Geistheilung halten fast 20 % aller Menschen für möglich.

J. Köbberling, *Wirkung ohne Wirksamkeit*, https://doi.org/10.1007/978-3-662-65564-1_10

10.2 Alternativmedizin an Universitäten

Diese Entwicklungen haben dazu geführt, dass die Unwissenschaftlichkeit der Alternativmedizin zunehmend aus dem Blickfeld verschwunden ist. Hierzu hat ganz wesentlich beigetragen, dass die Alternativmedizin inzwischen auch in Bereichen zu finden ist, die sich ansonsten einer sachlichen und wissenschaftlichen Denk- und Argumentationsweise verpflichtet fühlen. Zunehmend finden sich Angebote über Homöopathie oder andere Verfahren der Alternativmedizin unter Lehrangeboten von Hochschulen.

> An mehreren deutschen Universitäten wurden Abteilungen für Alternativ- oder Komplementärmedizin eingerichtet. Dies hat zum Eindruck einer Wissenschaftsnähe geführt.

An der Europa-Universität Viadrina in Frankfurt/Oder bietet z. B. das Institut für transkulturelle Gesundheitswissenschaften einen Weiterbildungsstudiengang in Komplementärmedizin an. Gelehrt werden unter anderem biologische Medizin, Ayurveda, Systemaufstellung oder Homöopathie. Eine dort erstellte Masterarbeit befasste sich unter anderem mit dem sog. Kozyrew-Spiegel, mit dessen Hilfe eine Kontaktaufnahme zu Toten möglich sein soll.

Angebote zu Homöopathie im Sinne von Wahlpflichtfächern gibt es auch an den Universitäten Magdeburg, München, Leipzig, Erlangen, Jena, Duisburg-Essen, Bochum, Tübingen, Bonn, Düsseldorf und Göttingen. Die Studierenden sollen hier etwas über die Notwendigkeit eines medizinischen Pluralismus lernen und die Bedeutung des holistischen, individualisierten Blicks auf den Patienten sowie einer partnerschaftlichen Arzt-Patienten-Beziehung erlernen. Der Pluralismus in der Medizin sei auch gesellschaftlich notwendig.

Die Lehrstühle oder Lehraufträge zu Alternativmedizin sind durchweg von Vertretern oder Vertreterinnen dieser Methoden besetzt, von denen kaum erwartet werden kann, dass sie etwas anderes vermitteln als ihre unwissenschaftliche Denkweise in Bezug auf Wirksamkeiten. Wollte man den Auftrag der Universität und ihr Bekenntnis zur Wissenschaft ernst nehmen, müsste aber in den genannten Abteilungen die Grundlage der wissenschaftlichen Methodik vermittelt werden, die fehlende Plausibilität der homöopathischen Grundsätze sowie die überwiegend negative klinische Evidenz. Ein verdienstvolles Thema wäre auch die Diskussion über die Gründe, warum sich trotz der bekannten Fakten die Homöopathie und die anderen alternativmedizinischen Verfahren einer so großen Beliebtheit erfreuen.

Auch in die universitäre Krankenversorgung hat die Homöopathie Einzug gefunden. An der Universitäts-Kinderklinik in München wird in mehreren Abteilungen, sogar auf einer neonatologischen Intensivstation, begleitend homöopathisch behandelt.

An der medizinischen Universität Wien wurde zeitweise Homöo-pathie als Wahlfach angeboten. Der anbietende Professor, Spezialist für internistische Intensivmedizin, leitete nebenbei auch eine homöopathische Ambulanz für maligne Erkrankungen. Die Lehrveranstaltung wurde dann aber aus dem Vorlesungsverzeichnis gestrichen, nachdem sich Studierende beim Rektor beschwert hatten. Dieser begründete den Schritt damit, dass sich die medizinische Universität von unwissenschaftlichen Verfahren und Scharlatanerie klar distanziert. Eine derartige Distanzierung wird an den deutschen Universitäten bis heute vermisst.

10.3 Stiftungen

Viele der universitären Einrichtungen zu Alternativmedizin werden über Fremdmittel finanziert, insbesondere durch die im Jahr 1981 gegründete Karl und Veronica Carstens-Stiftung. Die Universität Frankfurt hat zum Beispiel über diese Stiftung für fünf Jahre eine Professur erhalten, die mit einer Million Euro finanziert wurde. Es bleibt nicht aus, dass durch die Fremdfinanzierung auch die Inhalte der Lehre oder der Forschung beein-flusst werden. So sollte nach Stiftungsauftrag keinesfalls eine wertfreie Erforschung von Akupunktur erfolgen, Ziel sei vielmehr „die wissenschaft-liche Untermauerung der Komplementärmedizin und langfristige Sicherung ihrer Therapieeffekte".

Als im Jahr 2008 in Berlin durch die Karl und Veronica Carstens-Stiftung eine Stiftungsprofessur zur Erforschung der Komplementärmedizin ein-gerichtet wurde, hat der damalige Vorstandsvorsitzende der Charité, Detlev Ganten, geäußert: „Die Charité ist einer naturwissenschaftlichen Medizin verpflichtet. Wir sehen großen Forschungsbedarf im Bereich Komplementärmedizin und freuen uns, dass mit Frau Professor Witt die ideale Besetzung gefunden wurde, den großen Herausforderungen in diesem Gebiet erfolgreich zu begegnen". Claudia Witt war ausgewiesen mit Unter-suchungen über chinesische Medizin, Homöopathie und Akupunktur. Sie erhielt nun den Auftrag, die wissenschaftlichen Prinzipien der klassischen Medizin auf die Erforschung der Komplementärmedizin zu übertragen.

Nach eigener Aussage trat sie ihr Amt mit dem Versprechen an, die große Lücke zwischen Therapierealität und wissenschaftlichem Kenntnisstand zu schließen. So heißt es bei ihr: „Über 60 % der Bevölkerung nehmen Angebote der Komplementärmedizin in Anspruch. Dennoch ist nur wenig über deren Wirksamkeit, aber auch deren mögliche Nebenwirkungen bekannt". Bemerkenswerterweise findet sich aber unter den 204 Publikationen von Claudia Witt seit dem Jahr 2008 kein Bericht über eine mit anerkannten wissenschaftlichen Methoden durchgeführte Studie zur Wirksamkeit alternativmedizinischer Verfahren. Es finden sich einige Studien zur Akupunktur, ansonsten nur allgemeine Berichte über die Anwendung von Alternativmedizin ohne Bezug zu deren Wirksamkeit.

Die Karl und Veronica Carstens-Stiftung hat sich zum Ziel gesetzt, durch eine Finanzierung entsprechender Projekte Naturheilkunde und Komplementärmedizin in Wissenschaft und Forschung zu integrieren. So förderte eine bei der Stiftung angegliederte Forschungsplattform die klinische Forschung und Grundlagenforschung zur Homöopathie mit Projekten bis zu 700.000 €. Des Weiteren vergibt die Stiftung Stipendien an wissenschaftlich tätige Ärztinnen und Ärzte in einer Gesamtsumme von 240.000 € sowie vier dreijährige Habilitationsstipendien von jeweils 300.000 €. Die Stipendien sollen u. a. dem Ziel dienen, dass „der Arzt oder die Ärztin der Zukunft zwei Sprachen sprechen soll, die der Schulmedizin und die der Naturheilkunde und Homöopathie".

Auch andere Stiftungen fördern mit hohen Geldsummen alternative Heilverfahren. Die Steffen Lohrer-Stiftung hat sich die Förderung der Komplementärmedizin und anderer ganzheitlicher natürlicher und alternativer Heilverfahren zum Ziel gesetzt, unter anderem durch öffentliche Aufklärung und Informationen. Gefördert werden Forschungsprojekte zur Einbeziehung von energetischen und geistigen Heilweisen sowie zur Integration von alternativen Heilmethoden in die konventionelle Medizin.

Der Deutsche Zentralverein homöopathischer Ärzte hat eine eigene Homöopathie-Stiftung gegründet, die ihren Sitz in einem Gebäude in Köthen hat, in dem viele Jahre lang der Begründer der Homöopathie, Samuel Hahnemann, gelebt hatte.

> Trotz des damit verbundenen Anspruches wurden weder an den universitären Einrichtungen noch an den über die Stiftungen finanzierten Forschungseinrichtungen Nachweise über eine Wirksamkeit alternativmedizinischer Verfahren erbracht.

10.4 Volkshochschulen

Auch Volkshochschulen und ähnliche überwiegend aus öffentlichen Mitteln finanzierte Bildungseinrichtungen übernehmen in großem Umfang kritiklos die Lehren von Homöopathie und anderen Verfahren der Alternativmedizin. Mehr als ein Drittel aller deutschen Volkshochschulen bietet entsprechende Kurse an und trägt damit zu ihrer Verbreitung bei.

Edzard Ernst weist in einem Spiegel-Interview vom 28. August 2018 darauf hin, dass die Volkshochschulen zu rund 60 % aus öffentlichen Mitteln finanziert werden. Für die angebotenen Kurse müsse es deshalb einen ethischen Standard geben. Es sei absurd, so Ernst, wenn die Angebote zur Volksverdummung beitragen.

Konkret berichtet Ernst von seinen Erfahrungen mit drei süddeutschen Volkhochschulen, von denen er gebeten worden war, über wissenschaftliche Studien zur Wirksamkeit der Homöopathie zu berichten. Es stellte sich schnell heraus, dass er einem Publikum aus fanatischen Homöopathieverfechtern gegenüberstand, das nicht bereit war, seine Meinung anzuhören. Aus seiner Sicht noch bedenklicher war aber, dass die anwesende Leiterin der Volkshochschule den Vortrag unvermittelt unterbrach und behauptete, das vom Redner Gesagte sei falsch, man könne das so nicht sehen. Ernst führt dann aus, wie bedenklich es ist, sich einem sachlichen Diskurs zu entziehen. So sei es ihm nicht möglich gewesen, die Frage der Evidenz zu erläutern und über wissenschaftliche Studien zu sprechen, die sich mit der Wirksamkeit und der Sicherheit der gelehrten alternativmedizinischen Methoden befassen. Wo die Grenzen zwischen Wahrheit und Unwahrheit unscharf werden, gehen alle Maßstäbe verloren, und das rationale Denken wird untergraben und zerstört. Es ist aber eine Pflicht der Volkshochschulen, die Menschen verantwortungsvoll zu informieren und eine kontroverse, aber immer sachlich geführte Diskussion zuzulassen.

10.5 Akzeptanz ohne inhaltliche Auseinandersetzung

Die verbreitete Akzeptanz der Alternativmedizin führt dazu, dass inhaltliche Auseinandersetzungen weitgehend unterbleiben. Die dringend erforderliche Diskussion in der medizinischen und akademischen Öffentlichkeit über die Widersprüche zwischen den großen Versprechungen und den kaum erzielten Ergebnissen findet kaum statt.

Die Ausbreitung der Alternativmedizin in originäre Bereiche der wissenschaftlichen Medizin wird hingenommen, ohne dass dies zu einer Überbrückung der fundamentalen Grundsätze in Bezug auf die Wissenschaftlichkeit geführt hat. Die Aufnahme von Lehrinhalten der Alternativmedizin in die akademische Medizin hat nicht zu einer inhaltlichen Annäherung der Grundüberzeugungen geführt. Nach wie vor ist ein fundamentaler Mangel an einem rationalen Diskurs zwischen der wissenschaftlich ausgerichteten Medizin und den verschiedenen Methoden der Alternativmedizin festzustellen. Die Auseinandersetzung beschränkt sich meist auf ein Austauschen von Schlagworten, und die unterschiedlichen Positionen werden beibehalten.

Es muss eingeräumt werden, dass eine sachliche Auseinandersetzung häufig sehr schwierig ist. Sie ist meist von vornherein belastet, wenn bestimmte Glaubenssätze der Alternativmedizin betont werden, die mit emotional positiv besetzten Begriffen ausgedrückt werden wie „ganzheitlich", „natürlich" oder „altbewährt". Dies macht es vielen Menschen schwer, in eine sachliche Auseinandersetzung einzutreten. Ähnliches gilt auch, wenn die Gründer und Initiatoren von alternativer Medizin als unerschütterliche Autoritäten genannt werden. So stellen Anhänger der Homöopathie selten die Dogmen von Hahnemann infrage, auch wenn sie in der realen Anwendung sehr häufig missachtet werden. Anthroposophische Ärztinnen und Ärzte verehren Rudolf Steiner mit seinen mystischen Vorstellungen einer anthroposophischen Medizin. Bachblütentherapeuten bewundern Edward Bach, der die Eingebung hatte, dass man die Heilenergie von Pflanzen in Flaschen abfüllen könnte. Bei anderen Therapieformen werden Meister aus dem asiatischen Kulturkreis verehrt.

Bei vielen Menschen gibt es eine Hemmschwelle, derartige tiefsitzende Grundüberzeugungen oder Glaubensbekenntnisse infrage zu stellen. Trotzdem muss aber immer wieder versucht werden, den grundsätzlichen Dissens mit sachlichen Argumenten zu hinterfragen. Auch wenn die Argumente und die subjektiv empfundenen Positionen der jeweils anderen Seite ernst zu nehmen sind, muss versucht werden, sie sachlich zu widerlegen. Wichtig ist es vor allem, die wirklichen Unterschiede zu erkennen, um sie dann deutlich zu benennen.

10.6 „Brückenbildung" anstelle inhaltlicher Auseinandersetzung

Anstelle eines notwendigen sachlichen Diskurses über die prinzipiellen Unterschiede zwischen einer auf Wirksamkeiten basierten Medizin und einer Wirkungen versprechenden Alternativmedizin raten sowohl Anhänger der Alternativmedizin als auch manche Vertreter der wissenschaftlichen Medizin in jüngster Zeit häufig zu einer „Brückenbildung" zwischen ihren Anschauungen oder Denkweisen [47, 48] bzw. zu einer „Hybridisierung" von alternativer und konventioneller Medizin. Dies stellt eine unheilvolle Tendenz dar, denn die Suche nach konsensfähigen Aussagen führt häufig dazu, dass die trennenden Unterschiede nicht mehr deutlich benannt werden. Stattdessen werden Grenzen formuliert, die überwunden werden sollen, die aber künstlich falsch gesetzt wurden [49]. Man muss sich ernsthaft fragen, welche Gemeinsamkeiten durch das Bauen von Brücken erreicht werden könnten, denn der Anspruch auf Wirksamkeit und der bewusste Verzicht auf Wirksamkeitsnachweise sind nicht vereinbar.

> Versuche einer „Brückenbildung" bzw. „Hybridisierung" zwischen Alternativmedizin und wissenschaftlicher Medizin stellen eine unheilvolle Tendenz dar, denn dies führt dazu, dass die trennenden Unterschiede nicht mehr deutlich benannt werden.

Der Versuch einer derartigen Brückenbildung liegt auch dem „Dialogforum Pluralismus in der Medizin" zugrunde, über den in Kap. 18.8 berichtet wird. Die Autoren des Dialogforums schlagen vor, eine bessere Verknüpfung von schul- und komplementärmedizinischen Ansätzen vorzunehmen [48]. Dabei wird davon ausgegangen, dass es innerhalb der Medizin zwei unterschiedliche Denkansätze gibt. Das würde aber heißen, dass die wissenschaftlich orientierte und auf Wirksamkeitsbelegen basierende Medizin einerseits und die ausschließlich auf Wirkungen basierte Alternativmedizin andererseits unter dem einen Begriff Medizin zusammengefasst würden. Damit würden auch Verfahren, für die wesentliche Grundsätze der Medizin nicht gelten, der Medizin zugeordnet werden. Im Sinne einer klaren Übereinstimmung von Bezeichnung und Inhalt sollte es aber dabei bleiben, dass es nur eine Medizin gibt [49], nicht eine zweite Medizin, bei der bestimmte Grundsätze nicht gelten. Auch begrifflich weist Alternativmedizin auf eine „Alternative zur Medizin" hin, nicht auf eine besondere Ausdrucksform der Medizin.

11

Angebot und Nachfrage alternativmedizinischer Heilmethoden

11.1 Alternativmedizin im Angebot unterschiedlicher Berufsgruppen

Alternative Heilmethoden werden von verschiedenen Berufsgruppen im Gesundheitswesen angeboten, die zu zwei Parallelwelten gehören [50], der der approbierten Ärztinnen und Ärzte einerseits und der der Heilpraktikerinnen und Heilpraktiker andererseits. Bei den Heilpraktikern stehen alternativmedizinische Verfahren im ganz Vordergrund, also Verfahren, bei den auf eine Wissenschaftlichkeit im Sinne eines Wirksamkeitsnachweises bewusst verzichtet wird. Alternativmedizin anbietende Ärzte und Ärztinnen müssen dagegen gedanklich zwischen zwei verschiedenen Welten wechseln, der der wissenschaftlichen Medizin und der der Alternativmedizin. In diesem Buch wird ausführlich dargestellt, wie diese Welten sich hinsichtlich ihres Verständnisses der Wissenschaftlichkeit, insbesondere zu der Frage der Überprüfbarkeit ihrer Methoden, unterscheiden. Im Berufsalltag ist diese Grenze jedoch nicht scharf zu ziehen.

In vielen anderen Ländern, z. B. England, werden alternativmedizinische Maßnahmen von Ärzten gar nicht durchgeführt. Die Alternativmedizin wird dort von verschiedenen anderen Gruppen von „Therapeuten" oder „Therapeutinnen" angeboten wie Akupunktureure, Chiropraktiker, Homöopathen, Kräuterkundler, Reflexzonentherapeuten, Aromatherapeuten, Naturheiler, Heiler, Irisdiagnostiker, Massagetherapeuten, Osteopathen u. a. [51].

J. Köbberling, *Wirkung ohne Wirksamkeit,* https://doi.org/10.1007/978-3-662-65564-1_11

Auch in Deutschland wird Alternativmedizin in sehr variabler Ausprägung durch Nicht-Ärzte praktiziert, die hier unter dem Berufsbild des Heilpraktikers zusammengefasst werden. Alternativmedizin lässt sich aber nicht ausschließlich Heilpraktikern zuschreiben, denn auch Ärzte, die einer auf Wirksamkeit ihrer Methoden ausgerichteten Medizin verpflichtet sein sollten, bieten in nicht geringem Umfang alternativmedizinische Therapieverfahren an. Wenn in den folgenden Kapiteln von alternativen Heilmethoden die Rede ist, bezieht sich dies immer auf die Verfahren selbst, nicht auf den Kreis der Anbieter, also sowohl auf das entsprechende Angebot von Ärztinnen und Ärzten als auch von Heilpraktikerinnen und Heilpraktikern.

11.2 Ärzte und Ärztinnen als Anbieter von Alternativmedizin

Auch approbierte Ärzte und Ärztinnen bieten in unterschiedlicher Form alternativmedizinische Verfahren an, die aber nicht offiziell im Rahmen der Gebiets- und Teilgebietsbezeichnungen oder der in der Approbationsordnung genannten Zusatzbezeichnungen geführt und angekündigt werden dürfen. Eine Ausnahme bot bis 2020 die offizielle Zusatzbezeichnung Homöopathie, die aber entsprechend einer Novelle der Bundesärztekammer in den Weiterbildungsordnungen der Länder auslaufen soll. Erwartungsgemäß hat der Deutsche Zentralverein homöopathischer Ärzte heftig protestiert und verlauten lassen, dass „die Streichung der Zusatzbezeichnung nichts an der Tatsache ändern werde, dass immer mehr Ärzte und Patienten gute Erfahrungen machen mit integrativen Therapien, die konventionelle und homöopathische Medizin vereinen". Inzwischen haben 11 von 17 Ärztekammern die Homöopathie aus der Weiterbildungsordnung gestrichen oder die Streichung beschlossen [32]. Auch nachdem die Landesärztekammern die Homöopathie-Weiterbildung gestrichen haben, darf die Zusatzbezeichnung aber von den Ärztinnen und Ärzten, die die Berechtigung schon vorher erhalten hatten, weitergeführt werden. Es ist also davon auszugehen, dass auch in Zukunft innerhalb der verfassten deutschen Ärzteschaft homöopathische Heilverfahren und andere Methoden aus der Alternativmedizin angeboten werden.

Auch wenn es in Zukunft keine offizielle Zusatzbezeichnung dieser mehr Art gibt, wird es weiterhin eine Vielzahl von Angeboten zur ärztlichen Weiterbildung in Alternativmedizin geben, wenn auch nicht innerhalb der Weiterbildungsordnungen. Die über die privat angebotenen Kurse erworbenen Qualifikationen werden dann nicht unter dem geschützten Begriff „Zusatzbezeichnung", sondern als „Zusatzqualifikation" geführt, also etwa Homöopathie, anthroposophische Medizin, Ayurveda u. v. a. Auch weiterhin wird es also auch von Ärztinnen und Ärzten Angebote alternativer Heilverfahren geben.

Homöopathische und pflanzliche Arzneimittel kommen darüber hinaus in großem Umfang im Rahmen einer Selbstmedikation zur Anwendung. Jedoch wurde etwa ein Fünftel des Umsatzes aller homöopathischen Präparate nach einer ärztlichen Verordnung erworben [4]. Dies bedeutet aber nicht, dass die ärztlichen Verordnungen automatisch zu einer Leistungsübernahme durch die gesetzlichen Krankenversicherungen führen. Der Anteil der durch die Kostenträger vergüteten homöopathischen Arzneimittel an den Gesamtkosten für Arzneimittel liegt nur bei knapp 0,3 %.

11.3 Mangelnde Resistenz gegenüber der Alternativmedizin bei Ärztinnen und Ärzten

Wie schwach wissenschaftlich orientierte Ärztinnen und Ärzte gegenüber der unwissenschaftlichen Alternativmedizin immunisiert sind, darf anhand des folgenden selbst erfahrenen Beispiels erläutert werden. Eine junge Kollegin hatte sich als Tutorin in einem sog. EbM-Kurs für evidenzbasierte Medizin hervorgetan und mehrfach betont, wie sehr ihr die kritische Analyse von Daten nach Kriterien der evidenzbasierten Medizin intellektuelle Freude bereitet. Sie hat dann eine gut bewertete Dissertation über ein Thema aus der evidenzbasierten Medizin verfasst.

Bei der Abgabe ihrer Dissertation erzählte sie beiläufig, dass sie demnächst einen Kurs in „klassischer Homöopathie" absolvieren werde, weil sie sich niederlassen wolle und die Homöopathie für eine gute Ergänzung zur sogenannten Schulmedizin halte. Sie wisse, dass die Homöopathie nicht EbM-basiert sei, sie habe aber selbst persönlich gute Erfahrungen mit ihr gemacht. Offenbar waren für ihren geplanten Berufsalltag die Versprechungen und Verlockungen der Alternativmedizin größer als das Vertrauen in die wissenschaftlich orientierte Medizin. Obwohl evidenzbasierte Medizin und Homöopathie sich gegenseitig ausschließen, hatte die Kollegin keine Probleme damit, dies bei sich selbst und in ihrem Berufsalltag zu verbinden.

Dies ist keineswegs ein Einzelfall. Auch approbierte Ärztinnen und Ärzte, die der wissenschaftlichen Medizin verpflichtet sein sollten, bieten in nicht geringem Umfang verschiedene nicht wirksame alternative Heilmethoden an.

> Das Bekenntnis zur Ausübung einer auf Wirksamkeit verpflichteten wissenschaftlich orientierten Medizin durch approbierte Ärztinnen und Ärzte hält nicht davon ab, auch unwissenschaftliche Verfahren der Alternativmedizin anzubieten.

Der Anteil der Ärztinnen und Ärzte, die neben einer auf wissenschaftlicher Grundlage beruhenden Medizin mit wirksamen Verfahren auch alternativmedizinische Verfahren ohne Wirksamkeitsnachweis anwenden, ist nicht genau zu ermitteln, da es hierfür keine Meldeverpflichtungen gibt. Betrachtet man die im Internet angebotenen Leistungen von niedergelassenen Ärzten, wird schnell deutlich, dass sich Ärzte und Ärztinnen mit Angeboten an Alternativmedizin nicht mehr in einer Minderheit befinden.

11.4 Heilpraktiker

Schon im Altertum wurde zwischen zugelassenen Ärzten und heilkundigen Nicht-Ärzten unterschieden. Nachdem sich im Mittelalter in Europa eine akademische Medizin herausgebildet hatte, bekamen die nicht-ärztlichen Heilbehandler zunehmend Schwierigkeiten, und in mehreren Ländern Europas wurde die Berufsausübung von Heilbehandlern verboten. Im Jahr 1851 wurde in Preußen das Kurierverbot ausgesprochen, wonach nur approbierten Ärzte die Heilkunde ausüben durften. Dieses Verbot wurde aber schon im Jahre 1869 wieder aufgehoben, und Homöopathen, Kräuterheilkundige und verschiedene andere Heilkundler schlossen sich zu einem gemeinsamen Berufsstand zusammen. In den Jahren der Weimarer Republik kam es aber zu einer zunehmenden Zersplitterung in der Verbandslandschaft, und im Jahr 1931 gab es bereits 22 Heilpraktikerverbände. Diese Verbände wurden im sog. Dritten Reich aufgelöst und zu einem Heilpraktikerbund Deutschland vereint. Im Jahr 1936 wurde der Heilpraktiker als freier Beruf anerkannt, und im Februar 1939 wurde ein Heilpraktikergesetz mit einer entsprechenden Durchführungsverordnung verkündet. Ursprünglich war beabsichtigt, mit diesem Gesetz den Beruf des Heilpraktikers auslaufen zu lassen. Heilpraktikerschulen wurden geschlossen, und 1943 wurden auch alle Fortbildungen für Heilpraktiker verboten.

Nach den Zweiten Weltkriege wurden jedoch die Einschränkungen der Kurierfreiheit und das Ausbildungsverbot als mit dem Grundrecht auf freie Berufsausbildung nicht vereinbar aufgehoben. Im Jahr 1957 wurde die Tätigkeit des Heilpraktikers als Beruf anerkannt. Die Bezeichnung Heilpraktiker stellt jedoch keine geschützte Berufsbezeichnung nach § 132a StGB dar. Die Verwendung der Berufsbezeichnung ist lediglich an eine Erlaubnis entsprechend den jeweiligen Durchführungsbestimmungen gebunden.

In der DDR wurde das Heilpraktikergesetz durch die Approbationsordnung für Ärzte abgelöst. Heilpraktiker durften nur dann weiterarbeiten, wenn sie ihre Erlaubnis zur Ausübung der Heilkunde ohne Bestallung vor dem 9. Mai 1945 erhalten hatten. Neuzulassungen wurden nicht mehr erteilt, sodass der Beruf des Heilpraktikers in der DDR zunehmend aussterben musste. Zum Zeitpunkt der Wende im Jahr 1989 gab es dort nur noch elf Heilpraktiker. Auch in Österreich sind Heilpraktiker verboten.

Ganz anders in der Bundesrepublik Deutschland, in der es insbesondere nach der Jahrtausendwende zu einem deutlichen Anstieg praktizierender Heilpraktiker und Heilpraktikerinnen gekommen ist. Während im Jahr 2003 in Bayern 11.000 Heilpraktiker gezählt wurden, lag die Zahl im Jahr 2015 bei 23.000. In ganz Deutschland arbeiteten im Jahr 2015 nach Angaben des statistischen Bundesamtes rund 43.000 Heilpraktiker oder Heilpraktikerinnen.

Die Ausbildung zum Heilpraktiker ist nicht staatlich geregelt. Entsprechend der Durchführungsverordnung zum Heilpraktikergesetz sind jedoch schriftliche und mündliche Prüfungen vorgesehen. Die Anwärter müssen zum Beispiel nachweisen, dass sie medizinisch-diagnostisch-therapeutische Zusammenhänge kennen. Allein das Bestehen dieser Prüfung stellt die rechtliche Legitimation zur Berufsausbildung dar. Die anschließende berufliche Tätigkeit des Heilpraktikers wird nicht kontrolliert, und es gibt auch kein verbindliches Standesrecht.

> Der Beruf des Heilpraktikers ist nicht geschützt und die Ausbildung ist staatlich nicht geregelt. Die Legitimation zur Berufsausbildung ist lediglich vom Bestehen einer Prüfung abhängig. Es gibt kein Standesrecht, und die berufliche Tätigkeit wird nicht kontrolliert.

Heilpraktiker setzen ganz überwiegend Methoden ein, die sich als „sanft" bezeichnen lassen, deren Wirksamkeit aber nicht nachgewiesen ist. Verschreibungspflichtige Medikamente dürfen von ihnen nicht verordnet werden, was aber auch häufig zum Selbstverständnis des Heilpraktikers gehört. Kritiker bemängeln, dass nicht wirksame sogenannte alternative Heilmethoden gelegentlich auch bei schwerwiegenden Erkrankungen zum Einsatz kommen, ohne dass dies mit einer entsprechenden Aufklärung verbunden wird. Dies würde eine „Grenzüberschreitung" darstellen, wobei die Grenzen nicht klar geregelt sind. Gelegentlich wird berichtet, dass Patienten, bei denen sich kein Erfolg zeigte oder die Krankheit sich sogar verschlimmerte, auch dann nicht einem wissenschaftlich orientierten Arzt oder eine Ärztin überwiesen werden. Mit einer solchen Überschreitung der Kompetenz kann durch Heilpraktiker die Gesundheit der Patienten hochgradig gefährdet werden.

Wegen der in Deutschland in nahezu allen Bereichen üblichen hohen Qualitätserwartungen gehen die meisten Menschen davon aus, dass derartige Standards auch für die Gesundheitsversorgung gelten und dass Heilpraktiker hiervon nicht ausgenommen seien. Mit den daraus entstehenden Problemen einer Gesundheitsgefährdung durch Heilpraktiker hat sich ein sogenannter Münsteraner Kreis aus Medizinethikern, Ärzten, Medizinrechtlern, Philosophen und Sozialmedizinern beschäftigt, insgesamt 25 Wissenschaftler und Wissenschaftlerinnen unterschiedlicher Fachgebiete [50]. Aus dieser Gruppe wurden verschiedene Empfehlungen in Form eines Memorandums abgegeben. Entsprechend der Überzeugung, dass ein der Patientenversorgung verpflichtetes Gesundheitssystem von unbelegten und überzogenen Heilsversprechen freigehalten werden muss, fordern die Mitglieder der Gruppe, den staatlich geschützten Beruf des Heilpraktikers abzuschaffen, und sie haben Vorschläge erarbeitet, wie dies durch Übergangsregelungen vollzogen werden kann [52].

> Nach Auffassung eines interdisziplinär besetzten Expertengremiums unter der Leitung einer Medizinethikerin muss ein der Patientenversorgung verpflichtetes Gesundheitssystem von unbelegten und überzogenen Heilsversprechen freigehalten werden, und der staatlich geschützte Beruf des Heilpraktikers sollte abgeschafft werden.

11.5 Geistige Heiler

Nicht-ärztliche Heilungsangebote gibt es nicht nur im Rahmen einer ärztlichen Berufsausübung oder einer genehmigten Tätigkeit als Heilpraktiker, sondern auch durch „Heiler" in unterschiedlichen Ausprägungen. Obwohl Geistiges Heilen wie alle alternativmedizinischen Verfahren nicht mit einer nachgewiesenen und überprüfbaren Wirksamkeit verbunden ist, werden auch mit dieser Methode unspezifische Wirkungen erzielt, die als kontextabhängige Wirkungen zusammengefasst werden.

Gelegentlich wird von Personen berichtet, die über eine besondere übernatürliche Heilkraft verfügen. Das sogenannte Geistige Heilen ist aber nicht auf charismatische Individuen beschränkt, es soll auch erlernt werden können. So werden im Internet kostenpflichtige Kurse angeboten, über die man lernen soll, andere Menschen und selbst Tiere geistig zu heilen [53]. Die Heilfunktion soll sich sogar über eine Fernwirkung erzielen lassen. Die Frage, ob Geistheiler wirklich heilsame Kräfte übertragen, soll sich erübrigen, weil den so Behandelten das Gefühl vermittelt werde, angenommen, respektiert, verstanden und geliebt zu werden, wodurch sich wieder Harmonie und Ordnung im ganzheitlichen Sinne einstelle. Sicherheitshalber wird das Kursangebot mit einem Haftungsausschluss verbunden, denn das Geistige Heilen sei nicht wissenschaftlich geprüft, und „obwohl in der Regel gute Resultat erzielt werden, könne es auch sein, dass einige Personen keine positiven Taten zeigen".

Die Frage, ob es für das Geistige Heilen einer Genehmigung im Sinne des Heilpraktikergesetzes bedarf, hat zu juristischen Auseinandersetzungen geführt, die schließlich vom Bundesverfassungsgericht verhandelt werden mussten. Das Gericht kam zu der Auffassung, dass das Geistige Heilen keine Gefährdung der Volksgesundheit darstelle. Die Heiltätigkeit beschränke sich auf die Aktivierung der Selbstheilungskräfte der Patienten durch Handauflegen. Ärztliche Fachkenntnisse seien hierfür nicht erforderlich. Wörtlich heißt „Jedenfalls zielen die Heilpraktikererlaubnis und die ärztliche Approbation nicht auf rituelle Heilung. Wer Letzteres in Anspruch nimmt, geht einen dritten Weg, setzt sein Vertrauen nicht in die Heilkunde und wählt etwas von einer Heilbehandlung Verschiedenes, wenngleich auch von diesem Weg Genesung erhofft wird. Dies zu unterbinden ist nicht Sache des Heilpraktikergesetzes" [54].

> Geistiges Heilen, das ausschließlich auf die Selbstheilungskräfte der Patienten baut, beschreitet auch nach Auffassung des Bundesverfassungsgerichtes einen dritten Weg und berührt weder Fragen der ärztlichen Approbationsordnung noch des Heilpraktikergesetzes.

11.6 Die Verbreitung von Alternativmedizin

Genaue Häufigkeitsangaben über Inanspruchnahme und Akzeptanz von alternativen Heilverfahren sind schwierig zu ermitteln. Da die meisten Verfahren nicht zu den Vertragsleistungen der Krankenkassen gehören, gibt es keine entsprechende Erfassung. Nach verschiedenen Mitteilungen soll es aber in den vergangenen Jahren eine deutliche Zunahme der Inanspruchnahme gegeben haben. Eine große Mehrheit der deutschen Bevölkerung, nach einigen Angaben bis zu 70 %, soll über Erfahrungen mit alternativer Medizin gemacht haben [55–57]. Auch aus der Schweiz wird berichtet, dass etwa der Hälfte aller Menschen neben der wissenschaftlichen Medizin auch Angebote der Alternativmedizin in Anspruch nimmt.

Bemerkenswert ist, dass ein überwiegender Teil der alternativmedizinischen Behandlungen nicht bei Heilpraktikerinnen und Heilpraktikern oder bei Ärztinnen und Ärzten, die sich ausdrücklich der Alternativmedizin verschrieben haben, sondern in der Praxis von „normalen" niedergelassenen Ärztinnen und Ärzten erfolgt [55]. Die Nachfrage ist deutlich höher bei Frauen als bei Männern. Altersunterschiede spielen hierbei keine Rolle. Übereinstimmend wird darüber berichtet, dass der Anteil an Sympathisanten für die Alternativmedizin deutlich mit dem Bildungsniveau ansteigt [58, 59]. Personen, die auch sonst sehr stark auf ihre Gesundheit achten, stehen der Alternativmedizin besonders nahe [4, 59]. Positiv assoziiert mit der Tendenz zur Alternativmedizin ist ein Bedürfnis nach Gesprächen mit dem Arzt, mit einem allgemeinen Interesse an medizinischen Themen, mit einer weitgehenden Abneigung gegenüber Medikamenten und mit einer Suche nach Sinngebung im Zusammenhang mit Krankheiten [4, 59]. Mehr als ein Viertel aller alternativmedizinischen Behandlungen geht auf eine ausdrückliche Empfehlung der behandelnden Hausärzte zurück [58].

12

Placebos und Kontextfaktoren

12.1 Placebos in der klinischen Forschung

In klinischen Studien über die Wirksamkeit von Substanzen oder therapeutischen Prozeduren werden immer dann sogenannte Placebos eingesetzt, wenn es darum geht, in einem Gruppenvergleich mit einer Nicht-Therapie oder einer Standardtherapie die spezifische Wirksamkeit festzustellen. Das Wort Placebo stammt aus dem Lateinischen und bedeutet „ich werde gefallen". Es handelt sich bei Placebos um Substanzen ohne spezifische Wirksamkeit. Die bezüglich der Wirksamkeit zu prüfende Substanz wird in den vergleichenden klinischen Studien als „Verum" bezeichnet.

Um einen Einfluss anderer beeinflussender Faktoren auszuschließen, sollen mit Ausnahme der Gabe eines Placebos alle anderen Bedingungen in den Vergleichsgruppen gleich sein. Mit einer solchen Studie lässt sich eine spezifische Wirkung von unspezifischen Wirkungen eines medizinischen Verfahrens abgrenzen. Die Tatsache, dass in klinischen Studien ein so großer Wert auf die Vergleichbarkeit der Gruppen gelegt wird, also auf ein Vorgehen im gleichen „Kontext", macht deutlich, wie wichtig es ist, bei jeder therapeutischen Intervention die spezifischen Wirkungen von unspezifischen Begleitfaktoren abzugrenzen, die Einfluss auf eine therapeutische Wirkung ausüben können.

Die unspezifischen Einflussfaktoren werden im Folgenden als Kontextfaktoren bezeichnet. In klinischen Studien werden die Kontextfaktoren nicht ermittelt, es kommt lediglich darauf an, dass sie in allen Vergleichs-

J. Köbberling, *Wirkung ohne Wirksamkeit,* https://doi.org/10.1007/978-3-662-65564-1_12

gruppen ähnlich sind. Nur so kann sichergestellt werden, dass im Gruppenvergleich die Aussagen über die spezifische Wirksamkeit der Prüfsubstanz nicht verfälscht wird. Man muss davon ausgehen, dass die Kontextfaktoren in der Placebo-Gruppe und in der mit dem Verum behandelten Gruppe gleich sein werden. Die im Gruppenvergleich beobachtete Wirkung setzt sich also zusammen aus der spezifischen Wirksamkeit der Prüfsubstanz und der qualitativ und quantitativ nicht erfassbaren unspezifischen Wirkung kontextabhängiger Effekte. Nicht nur im Gruppenvergleich, sondern auch in der auf das einzelne Individuum bezogenen klinischen Anwendungssituation gilt die Dualität der Wirkungsfaktoren – spezifische Wirksamkeit und unspezifische Kontexteffekte.

> Sowohl in klinischen Studien als auch in einer therapeutischen Anwendungssituation setzt sich die Wirkung aus der spezifischen Wirksamkeit der eingesetzten Substanz oder der Prozedur und aus unspezifischen kontextabhängigen Faktoren zusammen.

12.2 Kontextfaktoren

Auch im therapeutischen Individualfall spielen bei jeder Medikamentengabe die kontextabhängigen Wirkungen eine ganz erhebliche Rolle. Im Einzelfall ist allerdings ihr Anteil an der eingetretenen Wirkung von der spezifischen Wirkung der eingesetzten mehr oder weniger wirksamen Substanz oder einer anderen Intervention kaum abzugrenzen. Wenn kein Agens oder lediglich eine nicht wirksame Substanz, ein Placebo, zur Anwendung kommen, ist die beobachtete Wirkung allein auf die Kontextfaktoren zurückzuführen. Es könnte aber irreführend sein, wenn der Begriff Placebo, der in erster Linie beim Gruppenvergleich in der Arzneimittelforschung als Bezeichnung für eine Kontrollsubstanz verwendet wird, auch bei einer Einzelfallbetrachtung verwendet wird, also z. B. bei einer therapeutischen Anwendung. So könnte leicht der falsche Eindruck entstehen, dass die Wirkung auf eine unbekannte Weise von dem Präparat ausgeht, welches sich in wissenschaftlichen Studien als unwirksam erwiesen hatte. Im Folgenden wird aber dargelegt, dass die Wirkung in solchen Fällen nicht von dem Präparat selbst, sondern von verschiedenen Begleitfaktoren, den kontextabhängigen Faktoren abhängt. Zu den entscheidenden Kontextfaktoren gehören auch bestimmte vom Patienten wahrgenommene Darreichungsformen des Präparates wie Geschmack, Form, Größe oder Farbe.

Es existiert eine Vielzahl von wissenschaftlichen Studien über die nicht zu vernachlässigende, häufig sogar sehr ausgeprägte Wirkung solcher unspezifischen kontextabhängigen Begleitfaktoren [60–62]. Viele dieser Faktoren sind im Arzt-Patienten-Verhältnis begründet, andere mit der Darreichungsform der eingesetzten Präparate, mit der therapeutischen Situation insgesamt, mit Ängsten und Erwartungen oder besonderen Empfindungen des Patienten.

Jürgen Windeler hat verschiedene denkbare Variablen zusammengestellt, die die kontextabhängigen Wirkungen beeinflussen können [61].

Patienten-Variablen Biografie, Lebenserfahrungen, Geschlecht, Alter, kulturelle Zugehörigkeit, Familienstand, Bildung, Beruf, Persönlichkeit, Einstellung, Kompetenzen bzw. Defizite.

Umwelt- und Milieueinflüsse Soziale Beziehungen, familiäre Bedingungen, Wohnsituation, finanzielle oder ökonomische Lage, Ausbildung, berufliche Situation, soziale Schicht, gesellschaftspolitische Faktoren.

Syndromeigenschaften Aktuelle Befindlichkeit, allgemeines Gesundheits- oder Krankheitsverhalten, Beschwerden oder Diagnose, Symptomvorgeschichte, Behandlungsvorgeschichte, Leidensdruck, Krankheitskontrolle, Therapiemotivation, subjektive Dringlichkeit, Behandlungs-Compliance, Veränderungsbereitschaft, Veränderungserwartung, Frustrationstoleranz, Behandlungserwartungen.

Setting-Variablen Institutioneller Rahmen in Praxis oder Krankenhaus, institutionelle Atmosphäre, Vergütungsmodus, Häufigkeit und Dauer der ärztlichen Kontakte, Aufforderungscharakteristiken der Applikationsstudien u. a.

Arzt-Variablen Biografie, soziodemografische Variablen wie Geschlecht oder Alter, Sinnlichkeit, Einstellung, Zuverlässigkeit, Vertrauenswürdigkeit, Glaubwürdigkeit, Gesundheitsgrad, Ausbildung oder Spezialisierung, eigenes Rollenverständnis, Erfahrung, Professionalität, Prestige, Kompetenz, Interesse, eigene Erwartungen an die Therapiewirksamkeit u. a.

Arzt-Patienten-Beziehung Passung verschiedener Variablen wie Persönlichkeit, Einstellung, Äußeres, sozial-demografische Kennzeichen, Ähnlichkeit, Vertrauen, Übertragungsphänomene.

Behandlungs-Variablen Diagnosestellung,   Handlungsrituale,   Aufwand,
Form der Präparate (flüssig, fest, gasförmig, sensorische Eigenschaften),
Applikationswege (Schlucken, Lutschen, Trinken, Inhalieren, Injektion,
Zäpfchen), Dosishöhe, Applikationsfrequenz und -dauer, Angaben
über angebliches Verum, Erläuterung der Wirkungsweise, Vorhersagen
über Wirkung u. a. Für eine Kontextwirkung ist entscheidend, dass die
genannten Eigenschaften vom Patienten wahrgenommen werden. Beim
Schlafenden oder Narkotisierten treten keine Wirkungen auf.

Einige der genannten Variablen treten unabhängig vom behandelnden
Arzt auf. Für die meisten Variablen ist der Arzt aber der wichtigste Wegbereiter. Diesbezüglich scheinen homöopathische Ärzte besonders erfolgreich zu sein, auch wenn ihnen das nicht bewusst ist oder sie es nicht so
nennen würden [6]. Neben der von ihnen vermittelten Empathie und dem
ihnen zur Verfügung stehenden Zeitaufwand spielen die speziellen Rituale,
die mit einer homöopathischen Anamnese und der Auswahl der Präparate
verbunden sind, eine große Rolle.

Bei der Schmerzbehandlung ist die Wirkung von Kontextfaktoren
besonders ausgeprägt, und man schätzt, dass rund ein Drittel des
therapeutischen Effektes auf sie zurückgeht. Von besonderer Bedeutung ist
hierbei die Konditionierung. Wenn ein wirksames Schmerzmedikament mit
einer bestimmten Qualität, z. B. Farbe, Form oder Geschmack, oder mit
einer bestimmten Darreichungsform, z. B. Tablette, Tropfen oder Zäpfchen,
verbunden wird, dann kann allein die Gabe eines nicht wirksamen Placebos
in gleicher Machart zur Schmerzlinderung führen. Ähnliches gilt auch für
andere körperliche Reaktionen, etwa Juckreiz oder Asthma, und sogar für
eine Beeinflussung des Immunsystems.

12.3 Die begleitende Placebo-Wirkung in der wissenschaftlich orientierten Medizin

Ein wissenschaftlicher Beirat der Bundesärztekammer hat im Jahr 2010
Empfehlungen formuliert, die im Deutschen Ärzteverlag publiziert
wurden [63]. Es wird festgestellt, dass es in der medizinischen Praxis keine
therapeutische Maßnahme ohne einen potenziellen Placebo-Effekt gibt. Um
diesen Effekt, Placebo- oder Kontextwirkung, intensiv nutzen zu können,
sei eine Steigerung der Qualität der Arzt-Patienten-Interaktion anzustreben.
Hierzu gehören eine Intensivierung der Kommunikation und eine Weiterentwicklung der Empathie. Die ärztliche Fachkompetenz solle glaubwürdig

durch Weiter- und Fortbildung, psychosoziale Kompetenz, Praxis-
organisation, Ausstattung und Qualitätsmanagement aufgezeigt werden. Da
der Therapieerfolg stark vom Kommunikationsverhalten des Arztes abhängt,
werden auch körperliche Untersuchungen nachdrücklich empfohlen.
Sprach- und Kulturbarrieren sollen so niedrig wie möglich gehalten werden.
Wenn das Placebo-Thema in Aus- und Weiterbildung vernachlässigt werde,
verschenke man einen beachtlichen Teil der Behandlungsmöglichkeiten.

> In der medizinischen Praxis gibt es keine therapeutische Maßnahme ohne
> einen potenziellen Placebo-Effekt. Durch eine Vernachlässigung dieses Themas
> würde ein beträchtlicher Teil der Behandlungsmöglichkeiten verschenkt.

12.4 Nocebos

Bei jeder Placebo-Gabe ist zu bedenken, dass die damit verbundenen kontextualen Faktoren prinzipiell nicht nur positive, sondern auch negative
Wirkungen haben können. Bei negativen Wirkungen spricht man dann
anstelle eines Placebos („ich werde gefallen") von einem Nocebo („ich werde
schaden"). Ähnlich wie bei jeder Arzneimitteltherapie gibt es auch bei
Placebo-Gaben unerwünschte Wirkungen. So ist zum Beispiel bekannt, dass
in klinischen Studien über Betablocker nach entsprechender Aufklärung
die unerwünschte Wirkung sexueller Funktionsstörungen nicht nur bei den
Empfängern des Verums, sondern auch bei den Empfängern eines Placebos
beobachtet wird.

Ein sehr deutlicher Nocebo-Effekt wurde in einer Studie über Nebenwirkungen des Statins Atorvastatin als Cholesterinsenker beobachtet [64].
60 Patienten, 35 Männer und 25 Frauen, die ihre Statine in den ersten
zwei Wochen nach Therapiebeginn wegen auftretender Nebenwirkungen
abgesetzt hatten, erhielten in unterschiedlicher Reihenfolge für jeweils einen
Monat entweder das Statin, ein Placebo oder eine offen als unwirksam
bezeichnete Substanz. Alle Probanden oder Probandinnen mussten täglich
mögliche Nebenwirkungen auf einer Skala von 0–100 notieren. Dabei ergab
sich für das wirkungsfreie Präparat ein durchschnittlicher Wert von 8,0, für
das Placebo von 15,4 und für das Statin von 16,3. Die Nebenwirkungsrate
war unter der Placebo-Gabe also fast genauso hoch wie unter der Gabe des
Statins. Während der Beobachtungsphase wurde die Medikamenteneinnahme insgesamt 71-mal wegen Nebenwirkungen unterbrochen, dabei lag
40-mal tatsächlich eine Statineinnahme vor, 31-mal das Placebo – erneut

ein nur relativ geringer Unterschied. Die Erwartung einer Statineinnahme, die ja in der Vergangenheit mit Nebenwirkungen behaftet war, hat also zu einem erneuten Auftreten der Nebenwirkungen geführt, unabhängig davon, ob tatsächlich Statin verabreicht wurde oder lediglich ein Scheinpräparat, ein Placebo bzw. ein Nocebo.

Allein die Information über mögliche Nebenwirkungen kann einen Nocebo-Effekt auslösen. Dies ist einer der Gründe, warum allgemein davon abgeraten wird, dass Patienten die in den Medikamentenpackungen enthaltenen Beipackzettel lesen. Das Ziel dieser sogenannten Fach-informationen ist weniger die Warnung vor möglichen Nebenwirkungen, sondern vor allem eine juristische Absicherung der pharmazeutischen Unter-nehmer bei möglichen Haftungsfragen.

> Placebos können auch mit negativen Wirkungen verbunden sein. Man nennt dies dann „Nocebo".

12.5 Wirkungsmechanismen von Placebos

Entsprechend seiner Definition hat das Placebo keine Wirksamkeit. Es hat aber auch keine substanzabhängige Wirkung. Die kontextabhängigen Wirkungen bei einer Placebo-Gabe sind nicht auf das Placebo als Substanz zurückzuführen. Eine Placebo-Tablette, heimlich in einem Getränk auf-gelöst und verabreicht, hat keine Wirkung [65]. Auch bei bewusstlosen Menschen lassen sich keine Placebo-Effekte auslösen. Umgekehrt lässt sich die kontextabhängige Wirkung auch erzielen, wenn kein Placebo verabreicht wird.

Bei der Placebo-Wirkung spielen zwei psychologische Mechanismen eine wesentliche Rolle: die Erwartung und die Konditionierung [66]. Verschiedene Studien zeigen, dass Placebo-Effekte sowohl im Studien-design als auch bei einer klinischen Anwendung eindeutig psychobio-logische Phänomene darstellen. Ein Placebo-Effekt lässt sich dadurch steigern, dass die Erwartung bewusst induziert wird, zum Beispiel durch Ankündigung einer besonders wirksamen Tablette. Die Konditionierung im Sinne von Pawlow spielt eine Rolle, wenn ein Patient durch vorangehende Behandlungen bereits eine positive Erfahrung mit einem bestimmten Medikament gemacht hat. Der konditionierende Reiz, zum Beispiel eine bestimmte Farbe oder der Geschmack eines Medikamentes, kann dann ganz unabhängig vom Placebo wirken [67, 68]. Die beiden genannten Grundlagen der Placebo-Wirkung, Erwartung und Konditionierung, gelten nicht nur bei medikamentösen Therapieverfahren, sondern auch bei anderen Formen der Intervention, zum Beispiel bei der Akupunktur und sogar bei manchen chirurgischen Eingriffen.

Schon seit mehr als 40 Jahren ist durch entsprechende Forschungsergebnisse von Levine und anderen [69] bekannt, dass bei der analgetischen Wirkung von Placebos Endorphine, endogene Opioide, eine Rolle spielen. Wenn man parallel zum Placebo den Opiatrezeptor-Antagonist Naloxon verabreicht, wird hiermit die analgetische Placebo-Wirkung aufgehoben. Aus Studien mit einer Positronen-Emissionstomografie (PET) weiß man, dass die Gabe eines Placebos zur Aktivierung von Neurotransmittersystemen führt, ganz ähnlich wie dies bei der physiologischen Schmerzverarbeitung im Gehirn der Fall ist [70]. Aus der Neuropharmakologie ist bekannt, dass zentrale Transmitter, neben Endorphinen auch Cannabinoide oder Dopamin, bei verschiedenen Störungen oder Erkrankungen zur Aktivierung bestimmter Hirnstrukturen führen. Hierin wird ein neurobiologisches Korrelat zur Konditionierung und Erwartungshaltung gesehen [71].

Zusammenfassend muss festgestellt werden, dass nach Gabe eines Placebos beobachtete Wirkungen nicht mit einer Falschaussage oder einer „Einbildung" erklärt werden können. Es handelt sich hierbei vielmehr um reale, wenngleich unspezifische Wirkungen, die im Kontext der Behandlung auftreten.

> Placebo-Wirkungen und andere kontextabhängige Wirkungen sind unspezifisch, aber von realer Natur. Sie sind nicht mit Falschaussagen oder Einbildungen zu missdeuten.

13

Therapeutische Placebo-Gaben

13.1 Placebo-Therapie im ärztlichen Alltag

Jedem Arzt und jeder Ärztin ist geläufig, dass die verschiedenen kontext-abhängigen Faktoren einen großen Einfluss ausüben und in den meisten Fällen die positive Wirkung eines Therapieansatzes verstärken. Es liegt daher nahe, diese Wirkung auch isoliert therapeutisch auszunutzen, indem lediglich eine nicht wirksame Substanz, ein Placebo, verabreicht wird. Hierfür hat sich der Begriff contextual healing, kontextuelle Therapie, eingebürgert [72]. Ein ganz wesentlicher Bestandteil der kontextualen Umstände, die zur therapeutischen Placebo-Wirkung führen, ist in der Erwartung und der Hoffnung eines auf die Erwartung konditionierten Patienten oder einer Patientin zu sehen. In diesem Zusammenhang wird von einem kontextuellen oder einem psychosozialen Erfolgs-Priming gesprochen [73].

> In Fällen, in denen eine Behandlung mit einem spezifisch wirksamen Medikament nicht angemessen erscheint, könnte versucht werden, durch Gabe eines Placebos die kontextabhängige positive Wirkungen therapeutisch zu nutzen.

Grundsätzlich ist bei der Placebo-Therapie zwischen „reinen" Placebos, also der Gabe eines Scheinmedikamentes ohne jeden aktiven Wirkstoff, und „unreinen" Placebos oder „Pseudo-Placebos" zu unterscheiden. Bei letzterem Vorgehen werden tatsächlich wirksame Arzneistoffe eingesetzt, welche aber meist völlig harmlos und vor allem für den jeweiligen Krankheitszustand nicht wirksam sind, zum Beispiel Vitamintabletten. Ein derartiges Vorgehen ist in der klinischen Praxis sehr verbreitet, insbesondere dann, wenn die Gabe eines wirksamen Medikamentes nicht erforderlich erscheint oder wenn es für den aktuellen Krankheitszustand keine wirksamen Medikamente oder andere adäquate Behandlungsmaßnahmen gibt. Ärzte gehen davon aus, dass viele Beschwerden und einige Krankheitszustände allein über die Kontextmaßnahmen therapeutisch günstig zu beeinflussen sind.

> Bei einer therapeutischen Placebo-Gabe unterscheidet man zwischen „reinen" Placebos, also Substanzen ohne jede Wirksamkeit, und „unreinen" Placebos oder Pseudo-Placebos, also Substanzen mit einer nachgewiesenen Wirksamkeit, die sich aber nicht auf die in Frage stehende Erkrankung richtet.

Eine Placebo-Gabe ist nicht gleichbedeutend mit „keine Therapie". Art, Ausmaß und Dauer des Placebo-Effektes sind außerordentlich variabel, weil die oben beschriebenen Kontextfaktoren ihrerseits extrem unterschiedlich sind. Insbesondere spielen die klassische Konditionierung, die Erwartungshaltung bzw. die Motivation des Patienten eine große Rolle.

13.2 Therapeutische Placebo-Wirkung

Eine Placebo-Therapie wird besonders bei leichten und nicht zwingend medikamentös zu behandelnden Erkrankungen und bei Befindlichkeitsstörungen verschiedenster Art eingesetzt, wie dies mit dem im Vorwort geschilderten Fallbeispiel der Patientin mit funktionellen oder emotionalen Störungen beschrieben wurde. Eine Wirkung ist am ehesten bei Störungen zu beobachten, die mit Leidensdruck einhergehen, zum Beispiel Schmerzen, Angstzuständen, Depressionen, gastrointestinalen oder pektanginösen Beschwerden [74]. Das Ausmaß einer solchen Wirkung ist schwer zu bestimmen, denn es lässt sich ja nicht mit den üblichen Methoden klinischer Studien ermitteln [75]. Beim Vergleich einer Placebo-Therapie mit einer Nicht-Therapie konnte für Schmerz, Übelkeit, Tabakentwöhnung oder Depression eine leichte positive Wirkung, allerdings mit einer hohen Streubreite, festgestellt werden [76]. Auffallend war, dass sich positive Effekte nur bei Messungen mit kontinuierlichen Variablen ergaben, nicht bei binären Endpunkten, also bei Ja-Nein-Feststellungen. Bei Erkrankungen mit objektiv messbaren krankheitsspezifischen Endpunkten wie Tumorwachstum oder Überlebenszeit zeigen Placebos keine oder nur eine vergleichsweise geringe Wirkung.

Nicht jede positive Veränderung, die nach einer Placebo-Gabe beobachtet wird, ist auf kontextabhängige Faktoren zurückzuführen. Die beobachtete Wirkung kann, wie bei jeder therapeutischen Intervention, auch durch verschiedene andere Phänomene vorgetäuscht werden, zum Beispiel durch einen Spontanverlauf der Erkrankung in Richtung auf eine Besserung, durch das Phänomen der Regression zur Mitte oder auch durch Verhaltensänderung des Probanden im Rahmen einer Studie [74].

Im Zusammenhang mit einer gezielten therapeutischen Anwendung kontextabhängiger Faktoren durch Placebo-Gabe verbleiben viele offene Fragen, insbesondere, welche Patienten hierauf überhaupt ansprechen und bei wem mit gewünschten therapeutischen Effekten gerechnet werden kann. Auch bezüglich der Wirkungsweise der kontextabhängigen Faktoren gibt es viele offene Fragen, zum Beispiel, ob es einen einheitlichen oder verschiedene Wirkmechanismen gibt. Niemand weiß, inwieweit die Wirkung von Placebos vorhersagbar oder reproduzierbar ist, wie lange die Wirkung anhält und ob sie in irgendeiner Form dosisabhängig ist.

13.3 Ethische Probleme der Placebo-Therapie

Die therapeutische Anwendung von Placebos mit dem Ziel, die Kontextwirkung für einen beabsichtigten Heilungserfolg zu nutzen, ist in der praktischen Medizin sehr weit verbreitet. Da ein solcher Heilerfolg in der Regel im Interesse des Patienten liegt, könnte man argumentieren, dass sich eine derartige Therapie im Sinne der Fürsorgepflicht und der Verpflichtung zur Schadensvermeidung nicht nur rechtfertigen, sondern unter Umständen sogar als ethisch geboten einfordern lässt. Probleme treten aber dann auf, wenn ein solches ethisch begründetes Vorgehen mit anderen ethischen Verpflichtungen oder Normen kollidiert. Solche Kollisionen sind nicht zu übersehen, und in der Tat ist die Placebo-Therapie trotz ihrer großen Verbreitung in der klinischen Medizin mit nicht unerheblichen ethischen Problemen behaftet. Diese Probleme gelten in gleicher Weise für „reine" Placebos, also zum Beispiel Zuckerpillen, als auch für „unreine" Placebos, also zum Beispiel Vitamintabletten.

Placebo-Therapien sind unethisch und verbieten sich immer dann, wenn für die in Frage stehende Krankheit nachgewiesene wirksame Behandlungsverfahren zur Verfügung stehen, soweit diese nicht ihrerseits mit unvertretbaren Nebenwirkungen verbunden sind. Auch wenn ein Patient oder eine Patientin selbstbestimmt eine solche als wirksam nachgewiesene Therapie verweigert, sollte sich der Arzt nicht zur Verabreichung eines Placebos verleiten lassen, – zumindest nicht ohne eine sehr differenzierte Aufklärung. Der bequeme Weg einer Placebo-Therapie könnte dazu führen, dass notwendige diagnostische Maßnahmen unterbleiben und dass dadurch indizierte wirksame Behandlungsmaßnahmen versäumt werden.

Selbstverständlich dürfen auch keine Pseudo-Placebos zur Anwendung gebracht werden, die ihrerseits mit potenziellen ernsthaften Nebenwirkungen behaftet sind. So fehlt zum Beispiel auch bei ansonsten sehr wirksamen Antibiotika die Wirksamkeit zur Behandlung von Virusinfekten. Bei dieser Indikation wären Antibiotika also Pseudo-Placebos. Wenn diese aus Bequemlichkeit oder auf dezidierten Wunsch eines Patienten verschrieben werden, ist dies mit eigenständigen Risiken verbunden, nicht nur wegen möglicher Unverträglichkeiten, sondern auch wegen der Förderung der Entwicklung behandlungsresistenter Bakterien.

Damit lassen sich Grundbedingungen formulieren, die einen ethisch vertretbaren Einsatz von Placebos verbieten. Placebos dürfen bei nicht trivialen Erkrankungen auf keinen Fall anstelle verfügbarer spezifisch wirksamer Therapien zur Anwendung kommen. Sie dürfen fernerhin nicht angewendet werden, wenn sie selbst mit dem Risiko nicht zu vernachlässigender Nebenwirkungen behaftet sind.

> Placebos dürfen nicht verabreicht werden, wenn für die Behandlung der in Frage stehenden Gesundheitsstörung wirksame und unschädliche Behandlungsalternativen zur Verfügung stehen oder wenn die Placebo-Gabe selbst mit einem gesundheitlichen Risiko verbunden ist.

Wollte man sich unter Beachtung dieser Einschränkungen trotzdem zum Einsatz einer Placebo-Therapie entschließen, sind verschiedene rechtliche Aspekte zu berücksichtigen.

Täuschung des Patienten: Der Arzt oder die Ärztin könnte die Intervention korrekt als Placebo-Therapie erkannt haben, sie aber trotzdem aktiv täuschend als Verum empfehlen. Eine analoge Situation ist gegeben, wenn der Patient oder die Patientin das gegebene Präparat für ein Verum hält und der Arzt ihn passiv täuschend nicht entsprechend aufklärt.

Tatsächlich erfolgen die meisten Placebo-Gaben in verdeckter Form. Dies hat zur Folge, dass dem Patienten gegenüber die Placebo-Natur in der Regel verschwiegen wird. Aufklärung und Information mit dem Ziel, die Behandlung einvernehmlich mit dem Patienten oder der Patientin zu gestalten, gehören aber zu den ärztlichen Pflichten einer jeglichen Pharmakotherapie. Die Täuschung über den fehlenden Wirksamkeitsnachweis stellt ein gravierendes und durchschlagendes ethisches Problem dar [65], [72], [74], [76], [77].

Nach internationalen Rechtsnormen muss bei jeder Intervention eine wahrheitsgemäße Aufklärung über Misserfolgs- und Nebenwirkungsrisiken erfolgen, die die Grundlage für das Einverständnis des Patienten bildet. Die wahrheitsgemäße Aufklärung wird geradezu als Errungenschaft der modernen Medizinethik angesehen, und eine verharmlosende Aufklärung würde einen nicht akzeptablen Rückfall in ärztlichen Paternalismus bedeuten [73].

> Für Placebo-Gaben gilt wie für jede therapeutische Intervention, dass eine wahrheitsgemäße Aufklärung über Misserfolgs- und Nebenwirkungsrisiken erfolgen muss. Ein Verzicht hierauf käme einem nicht akzeptablen Rückfall in ärztlichen Paternalismus gleich.

Trotz dieser Bedenken wird auch von Mitgliedern der Bundesärztekammer gelegentlich das Argument vertreten, eine Placebo-Gabe könne eine patientendienliche Behandlung darstellen [49]. In einer Stellungnahme des wissenschaftlichen Beirates der Bundesärztekammer zum Thema Placebo in der Medizin aus dem Jahr 2011 heißt es, dass der Patient Nutzen aus einer Placebo-Gabe ziehen könne. Nach der Mehrheit der Mitglieder des Arbeitskreises ist die bewusste Anwendung eines reinen Placebos in solchen Fällen ethisch durchaus vertretbar, wenn folgende Voraussetzungen gegeben sind:

1. Es gibt keine geprüfte wirksame Pharmakotherapie.
2. Es handelt sich um relativ geringe Beschwerden, und es liegt der ausdrückliche Wunsch des Patienten nach einer Behandlung vor.
3. Es besteht Aussicht auf Erfolg einer Placebo-Behandlung bei dieser Erkrankung.

Dieser Stellungnahme ist zu widersprechen. Abgesehen davon, dass die Frage von möglichen Nebenwirkungen einer Placebo-Therapie nicht berührt wird, ergeben sich aus ihr verschiedene Probleme. So fehlt z. B. eine Begründung, warum eine additive Placebo-Gabe bei Erkrankungen mit nicht trivialen Beschwerden hier nicht eingeschlossen ist. Eine solche additive Therapie erscheint demnach als ethisch weniger problematisch als eine alleinige Placebo-Therapie bei trivialen Erkrankungen.

Viel wichtiger erscheint aber der folgende Einwand: Die im Namen der deutschen Ärzteschaft abgegebene Stellungnahme berücksichtigt ausschließlich die ethischen Fragen im Zusammenhang mit der Behandlung individueller Patienten oder Patientinnen. Hierbei wird vergessen, dass das ausnahmslos gültige Transparenzgebot ein verlässlicher Standard für ein partnerschaftliches Arzt-Patienten-Verhältnis sein muss. Es besteht die große Gefahr, dass durch täuschend verabreichte verdeckte Placebo-Gaben die Vertrauenswürdigkeit der klinischen Medizin insgesamt gefährdet wird. Diese Gefahr rechtfertigt nicht den möglichen individuellen Nutzen in Einzelfällen.

> Das ausnahmslos gültige Transparenzgebot ist ein verlässlicher Standard für ein partnerschaftliches Arzt-Patienten-Verhältnis und Grundlage für die Vertrauenswürdigkeit der klinischen Medizin.

Unter diesem Aspekt hat die Ethikkommission der American Medical Association AMA in einer Stellungnahme sehr eindeutig formuliert, dass „es für einen Arzt unethisch ist, ein Placebo in der Verkleidung einer Therapie ohne Kenntnis des Patienten und ohne sein Einverständnis zu verabreichen" [78]. Eine ähnliche Stellungnahme wurde im American Journal of Bioethics publiziert [79], und sie findet sich in unterschiedlichem Zusammenhang in vielen anderen Publikationen [74], [77].

> Stellungnahme der Ethikkommission der American Medical Association AMA: „Es ist für einen Arzt unethisch, ein Placebo in der Verkleidung einer Therapie ohne Kenntnis des Patienten und ohne sein Einverständnis zu verabreichen."

Dieser Standpunkt aus ethischer Sicht ist sehr überzeugend, und es ist unverständlich, warum er in der Stellungnahme der Deutschen Ärzteschaft nicht berücksichtigt wurde.

Unwissenheit des Arztes: Wenn Ärzte oder Ärztinnen eine unwirksame Therapie, ein Placebo, fälschlicherweise für spezifisch wirksam halten und sie als solche empfehlen, wäre eine solche unter einer irrtümlichen Annahme verabreichte Placebo-Gabe nicht mit einer Täuschung verbunden. Es läge dann aber ein Behandlungsfehler vor, der mit dem Risiko einer Arzthaftung verbunden ist [80], vor allem, wenn dadurch eine indizierte wirksame Therapie unterblieben ist. Unwissenheit schützt bekanntlich nicht vor einer Haftung. Derartiges lässt sich nicht allgemein verhindern, sondern nur durch eine bessere Fortbildung des behandelnden Arztes oder der Ärztin.

14

Ethische Fragen zur alternativmedizinischen Therapie

14.1 Alternativmedizin und Placebo-Therapie

Im Folgenden soll die Erörterung über ethische Fragen zur Alternativmedizin auf die Anwendung durch Ärztinnen und Ärzte beschränkt sein. Die meisten der angeschnittenen Fragen berühren in analoger Weise auch die Anwendung durch Heilpraktiker und Heilpraktikerinnen. Im Zusammenhang mit diesem Berufsbild überwiegen aber die ethischen Fragen, die allein durch das Problem von medizinischen Behandlungen durch Nicht-Ärzte mit sich bringen. Hierauf wurde in vorangehenden Kapiteln dieses Buches bereits hingewiesen.

Wie wiederholt erläutert, wird mit der Verwendung des Begriffes „Alternativmedizin" ausgedrückt, dass die zugrunde liegenden Maßnahmen nicht mit einer nachweisbaren Wirksamkeit verbunden sind. Die mangelnde Wirksamkeit ist ein gemeinsames Merkmal aller Verfahren, die zusammenfassend als Alternativmedizin bezeichnet werden. Abgesehen davon, dass solche Nachweise bisher nicht erbracht wurden, würde eine bisher als Alternativmedizin geltende Maßnahme, bei der eine wissenschaftliche Überprüfung eine Wirksamkeit erbracht hätte, dann nicht mehr zur Alternativmedizin zu zählen sein. Um den folgenden Diskurs über die Wirkung sowie die ethischen, juristischen und sonstigen Probleme alternativmedizinischer Maßnahmen zu erleichtern, sollte dies nicht mit Fragen über evtl. doch vorhandene Wirksamkeiten vermischt werden.

Auch wenn Maßnahmen der Alternativmedizin unwirksam im Sinne einer spezifischen und überprüfbaren Wirksamkeit sind, wie sie in der

J. Köbberling, *Wirkung ohne Wirksamkeit,* https://doi.org/10.1007/978-3-662-65564-1_14

wissenschaftlichen Medizin als Voraussetzung für ihre Anwendung gilt, ist ihre Gabe aber meistens mit unspezifischen Wirkungen verbunden, die als Kontextwirkungen zusammengefasst werden. Diesbezüglich unterscheiden sich alternativmedizinische Maßnahmen nicht von einer bewussten Placebo-Therapie, denn auch diese ist mit kontextabhängigen Wirkungen verbunden.

Ein Placebo ist dadurch charakterisiert, dass es keine spezifische Wirksamkeit hat, dass aber mit seiner Verabreichung Wirkungen verbunden sind, die als kontextabhängig bezeichnet werden. Diese Charakteristika, fehlende Wirksamkeit, aber kontextabhängige Wirkungen, treffen auch für die Maßnahmen der Alternativmedizin zu. Bei der Alternativmedizin sind die kontextabhängigen Wirkungen sogar besonders ausgeprägt. Dies ändert aber nichts an der Feststellung, dass sie ihrem Wesen nach einem Placebo gleichkommen.

> Für alternativmedizinische Maßnahmen gilt in gleicher Weise wie für alle Placebos, dass sie keine spezifische Wirksamkeit haben, dass ihre Verabreichung aber mit unspezifischen kontextabhängigen Wirkungen verbunden ist.

Daraus ergibt sich die Frage, ob die ethischen Probleme, die bezüglich der therapeutischen Placebo-Gabe dargestellt wurden, auch auf die Verfahren der Alternativmedizin zu übertragen sind und ob es gegebenenfalls spezielle ethische Probleme im Zusammenhang mit der Alternativmedizin gibt.

14.2 Das ethische Gebot, die Grenzen zu wahren

Die Feststellung, dass Placebos nicht verabreicht werden dürfen, wenn für die Behandlung der in Frage stehenden Gesundheitsstörung wirksame und unschädliche Behandlungsalternativen zur Verfügung stehen und wenn die Placebo-Gabe selbst mit einem gesundheitlichen Risiko verbunden ist, gilt uneingeschränkt auch für den Bereich der Alternativmedizin. Eine bewusste Nicht-Beachtung dieser Grundsätze ist nicht nur ethisch problematisch, sondern könnte schnell zum Vorwurf eines Behandlungsfehlers mit dem Risiko von Haftungsansprüchen führen. Das Gebot, diese Grenzen konsequent zu wahren, bedarf daher keiner vertiefenden Begründung.

Aber auch bei Beachtung dieser Einschränkung könnte die Gabe eines nicht stofflich wirksamen Präparates der Alternativmedizin mit ethischen

Problemen verbunden sein. Analog zur sonstigen therapeutischen Placebo-Gabe könnten dabei unterschiedliche Konstellationen vorliegen. Gelegentlich mag es vorkommen, dass auch die behandelnden Ärzte oder Ärztinnen nicht hinreichend über die Unwirksamkeit der von ihnen verschriebenen Medikamente informiert sind. In anderen Fällen wissen zwar die Ärzte selbst, dass die Präparate unwirksam sind, lassen ihre Patienten hierüber jedoch im Unklaren. Dies kommt einer Täuschung der Patienten gleich. Eine Täuschung kann vermieden werden, wenn die behandelnden Ärzte ihre Patienten über die mangelnde spezifische Wirksamkeit aufklären.

14.3 Ethische und juristische Probleme durch Unwissenheit

Ärzte könnten die Präparate der von ihnen angewandten Alternativmedizin fälschlicherweise für spezifisch wirksam halten und sie als solche empfehlen. Obwohl die fehlende stoffliche Wirksamkeit von alternativmedizinischen Präparaten meistens bekannt ist, gilt dies sicher nicht für alle Anwenderinnen oder Anwender. Sie könnten fälschlich annehmen, dass die von ihnen eingesetzten Alternativmethoden positiv auf eine Wirksamkeit überprüft worden seien. Eine umfangreiche Literatur hierzu, insbesondere aus dem Umfeld der Alternativmedizin selbst, könnte eine solche Fehleinschätzung suggerieren. Hierauf dürfen sich Ärzte aber keineswegs verlassen. In der ärztlichen Aus- und Weiterbildung sowie der nicht interessengeleiteten Fortbildung wird das Problem der mangelnden Wirksamkeitsbelege ausführlich dargestellt, und es muss grundsätzlich erwartet werden, dass Ärzte oder Ärztinnen sich hiermit vertraut gemacht haben. Wenn als Folge der Fehleinschätzung durch die fälschliche Anwendung von Alternativmedizin ein Behandlungsfehler entsteht, kann sich der Arzt oder die Ärztin nicht wegen Unwissenheit vor einer Haftung schützen.

> Kein Arzt und keine Ärztin könnte sich darauf berufen, nicht über die mangelnde stoffliche Wirksamkeit der eingesetzten Präparate oder der durchgeführten Maßnahmen informiert zu sein. Bei einem Behandlungsfehler kann die Unwissenheit den Arzt oder die Ärztin nicht vor einer Haftung schützen.

Auch wenn die Erkenntnisse über die Unwirksamkeit alternativmedizinischer Maßnahmen hinreichend bekannt sind und umfangreich publiziert wurden, sollten verantwortungsvolle Ärzte hierauf immer hinweisen. Die stillschweigende Tolerierung der Alternativmedizin und die

Gewöhnung an Missbrauch und Missachtung wissenschaftlicher Grundsätze trägt zu einer Verbreitung des Falschwissens bei.

Wenn Ärzte, aus welchem Grund auch immer, von einer Wirksamkeit ihrer Präparate ausgehen und wenn dies direkt oder indirekt dem Patienten vermittelt wird, dann lässt sich nicht von einer Täuschung sprechen, weil der Arzt oder die Ärztin sich dann in einem sachlichen Irrtum bewegt. Die ethischen Probleme berühren dann eine andere Ebene, nämlich die Vernachlässigung der professionellen Standards und verschiedener Grundwerte der Medizin [81].

14.4 Das ethische Problem der fehlenden Aufklärung

Ein Großteil der Anwender von Alternativmedizin ist voll über den fehlenden Wirksamkeitsnachweis informiert. Wenn dem Arzt oder der Ärztin aber die mangelnde Wirksamkeit bekannt ist und er oder sie dies im Aufklärungsgespräch falsch darstellt oder den Patienten in einer falschen Vorstellung belässt, dann liegt ein klarer Verstoß gegen Aufklärungsobliegenheiten vor. Es ist zu hinterfragen, ob diese Abweichung von gesicherten Standards im Arzt-Patienten-Verhältnis durch das therapeutische Ziel, nämlich Nutzung kontextabhängiger Wirkungen, gerechtfertigt ist.

> Eine falsche Darstellung über die mangelnde Wirksamkeit einer medizinischen Maßnahme stellt einen Verstoß gegen Aufklärungsobliegenheiten und damit ein Abweichen von gesicherten Standards im Arzt-Patienten-Verhältnis dar.

14.5 Das ethische Problem der Täuschung

Mit der Frage der ethischen Rechtfertigung einer Täuschung von Patienten über die wirkliche Natur der eingesetzten Verfahren befassen sich neben kritisch denkenden Ärzten und Ärztinnen vor allem Medizinethiker in den letzten Jahren vertieft. Im Kap. 13 über die therapeutische Placebo-Gabe wurde bereits ausführlich auf die damit verbundenen ethischen Probleme hingewiesen. Die bewusste Gabe eines Placebos ohne entsprechende Aufklärung muss nach der heute gültigen einhelligen Auffassung der Medizinethikerinnen und Medizinethiker als nicht vertretbar bezeichnet werden.

Es ergibt sich die Frage, ob diese klare ablehnende Position gegenüber einer therapeutischen Placebo-Gabe auch auf die Alternativmedizin übertragen werden kann. Dabei ist zu überprüfen, was die Anwendung alternativmedizinischer Maßnahmen von einer bloßen Placebo-Gabe unterscheidet.

Die Alternativmedizin unterscheidet sich nicht prinzipiell von allen anderen Placebo-Verfahren, bei denen eine kontextabhängige Wirkung erwartet werden kann. Auch bei den alternativmedizinischen Präparaten ist die Wirkung ja nicht auf das Präparat als solches zurückzuführen, sondern auf den Umstand der therapeutischen Maßnahme, auf den Kontext. Das besondere Charisma des „Sanften", „Natürlichen", „Ganzheitlichen", „Esoterischen" oder „Zauberhaften", das der Alternativmedizin innewohnt, dient eindeutig diesem Ziel. Hinzu kommt die empathische Zuwendung des behandelnden Arztes oder der Ärztin ohne den sonst berufstypischen Zeitdruck. Die einfache Verschreibung eines homöopathischen Präparates ohne ärztliche Zuwendung kann nur sehr begrenzt zu kontextabhängigen Wirkungen führen.

Dies alles erklärt, dass alternativmedizinische Verfahren besonders gute Placebos sind, aber sie sind und bleiben dennoch Placebos. Unter dem Aspekt, dass eine therapeutische Placebo-Gabe ohne Aufklärung generell ethisch problematisch ist, muss dies auch für die als Placebo eingesetzten Verfahren der Alternativmedizin gelten.

Die Vertreter der Alternativmedizin verwenden häufig große Mühe darauf, ihre Verfahren von Placebos abzugrenzen. Auch wenn ihre Verfahren im Sinne der wissenschaftlichen Medizin nicht wirksam sind, sollen sie mit besonderen Eigenschaften verbunden sein, die sie von bloßen Placebos abgrenzen. Diese zugeschriebenen mythischen Eigenschaften oder geistigen Kräfte sind allerdings nicht überprüfbar und ersetzen nicht die fehlende Wirksamkeit. Sie sind ihrerseits in besonderem Maße Teil der kontextabhängigen Wirkung. Im Sinne nachweisbarer Wirksamkeit bleiben alternativmedizinische Maßnahmen immer auch Placebos. Daraus ergibt sich, dass alle genannten Bedenken im Zusammenhang mit der täuschenden Verwendung von Placebos auch für die besonders gut als Placebos wirkenden Maßnahmen der Alternativmedizin gelten.

> Die ethischen Probleme der Täuschung, die sich auf die Gabe eines Placebos ohne entsprechende Aufklärung beziehen, gelten auch für alternativmedizinische Maßnahmen, die sogar als besonders gute Placebos bezeichnet werden können.

14.6 Das ethische Problem der Glaubwürdigkeit

Das Problem der Täuschung hängt eng mit der Frage der ärztlichen Glaubwürdigkeit zusammen. Christian Lübbers hat dies als Fazit zu seinem Vortrag auf dem Jahreskongress der Deutschen Gesellschaft für Innere Medizin 2021 folgendermaßen formuliert [32]: „Wenn es nicht gelingt, das Problem des wissenschaftlich umstrittenen Etikettenschwindels der Homöopathie und des dadurch bedingten Sonderstatus in Zulassung und Erstattung zu lösen, brauchen wir gar nicht erst anzufangen, über weniger eindeutige, aber dennoch fragwürdige Dinge in der Medizin zu diskutieren. Dieses Messen mit zweierlei Maß führt zu einem irreparablen Glaubwürdigkeitsverlust."

14.7 Das Problem konkurrierender ethischer Ansprüche

Ein solches Vorgehen, der Einsatz alternativmedizinischer Verfahren trotz des Wissens um die fehlende therapeutische Wirksamkeit und im Wissen um die damit verbundene Verschleierung mit dem Ziel, die kontextabhängige Wirkung zu nutzen, dürfte die häufigste Konstellation im Zusammenhang mit der Anwendung alternativmedizinischer Therapieverfahren durch Ärzte sein. Dies geschieht in ehrlichem Bemühen um optimale Heilerfolge, ist also ethisch begründbar. Hieraus ergibt sich das Dilemma, dass sich die beiden ethisch begründeten Ansprüche – Wahrhaftigkeit gegenüber dem Patienten einerseits und kurative Bemühungen andererseits – gegenüberstehen und nicht gleichzeitig befolgt werden können.

> Der ethisch begründete Anspruch auf Wahrhaftigkeit und die ethisch begründeten kurativen Bemühungen des Arztes können im Zusammenhang mit alternativmedizinischen Maßnahmen häufig nicht gleichzeitig befolgt werden.

Dieses Problem wird im Zusammenhang mit der im Vorwort geschilderten Fallskizze besonders deutlich. Die zuwendungsorientierte und empathisch reagierende Ärztin hatte mit der Verabreichung eines unwirksamen, aber sicher nebenwirkungsfreien Präparates einen guten therapeutischen Effekt erzielt, den ethischen Anspruch auf Wahrhaftigkeit dabei aber unberücksichtigt gelassen.

14.8 Das ethische Problem einer „Ausgliederung"

Die Auffassungen bezüglich dieser konkurrierenden ethischen Anforderungen haben sich im Laufe der Zeit deutlich verändert. Ich selbst habe vor einem Vierteljahrhundert hierzu eine Auffassung vertreten, die ich heute nicht mehr teile. Als damaliger Vorsitzender der Deutschen Gesellschaft für Innere Medizin habe ich in der Eröffnungsrede zum Jahreskongress der Internisten Folgendes zur Verwendung von Paramedizin bzw. Alternativmedizin als Placebo ausgeführt [7]:

„Der bewusste Verzicht auf die Gabe von Medikamenten mit gesicherter stofflicher Wirksamkeit und die Anwendung eines Placebos sind nicht unwissenschaftlich und sollten nicht als Anerkennung einer Paramedizin verstanden werden. Der Arzt handelt in solchen Fällen aber auf einer anderen Ebene. Warum sollen wir die besonderen Therapieverfahren oder andere Erscheinungen der Paramedizin nicht ähnlich wie Religionen behandeln? Wer Bedürfnis verspürt, mag sie nutzen. Als Ärzte können wir dies in bestimmten Fällen hernehmen. So wie wir zwischen Medizin und Religion klare Grenzen kennen und beachten, so sollten wir sie auch zwischen Medizin und Paramedizin bzw. wissenschaftlicher Medizin und Glaubensmedizin beachten. Auch wenn wir neben der Medizin andere Umgangsebenen mit dem Patienten akzeptieren, bleibt es bei der Feststellung, dass wir uneingeschränkt der Wissenschaft verpflichtet sind."

Mit diesem Statement wollte ich damals ausdrücken, dass wir innerhalb der Medizin uneingeschränkt der Wissenschaft verpflichtet sind, auch wenn es neben der wissenschaftlich orientierten Medizin etwas anderes gibt, nämlich die auf Wissenschaftlichkeit verzichtende Alternativmedizin. Wichtig sollte lediglich sein, diese Grenzen klar zu erkennen und einzuhalten. Heute möchte ich die Alternativmedizin nicht als eine Vorgehensweise innerhalb der Medizin bezeichnen, sondern als ein Vorgehen neben der Medizin.

Daraus ergibt sich auch eine kritische Distanz zu dem sogenannten Dialogforum Pluralismus in der Medizin. Der damalige Präsident der Bundesärztekammer, Jörg-Dietrich Hoppe, hatte anlässlich des zehnjährigen Bestehens dieses Dialogforums für eine bessere Verknüpfung von schul- und komplementärmedizinischen Ansätzen geworben [48]. Mit dem Hinweis darauf, dass nur 30–35 % der ärztlichen Leistungen evidenzbasiert seien und leitliniengerecht erbracht werden können, wies er auf die Bedeutung der Expertise des Arztes hin, auf seine Persönlichkeit, Erfahrung, aber auch auf die Nutzung komplementärmedizinischer Verfahren. Dabei unterlag er dem Trugschluss, viele Eigenschaften, die zum Grundverständnis auch der wissenschaftlich orientierten Medizin gehören, ohne nachvollziehbare Begründung der Alternativmedizin zuzuordnen.

Nach Ansicht von Hoppe müsse die Methodik zur kritischen Prüfung alternativmedizinischer Verfahren nicht 1:1 der „naturwissenschaftlich orientierten Universitätsmedizin" entsprechen. Randomisierte klinische Studien seien zwar grundsätzlich anzuerkennen, aber häufig nicht realisierbar. Sie können bei Behandlungen, „die von spezifischen professionellen Fertigkeiten abhängig sind", zu falschen Ergebnissen führen. Diese Aussage muss mit einem Fragezeichen versehen werden. Vielmehr ist jeder ernst zu nehmende Therapieansatz mit einer geeigneten Methode bezüglich seiner Wirksamkeit zu überprüfen. Eine einheitliche Methodik der naturwissenschaftlich orientierten Universitätsmedizin gibt es nicht. Entscheidend ist lediglich die generelle Bereitschaft zur wissenschaftlichen Überprüfung. Die Tatsache, dass über 60 % aller klinisch eingesetzten Medikamente noch nicht in prospektiven klinischen Studien überprüft wurden, macht sie damit noch nicht zu Bestandteilen der Alternativmedizin.

Mit der Anerkennung eines solchen Dualismus in der Medizin, wissenschaftliche Medizin einerseits und Alternativmedizin andererseits, wäre hingenommen, dass für einen bestimmten Bereich der Medizin bestimmte Grundsätze der Medizin nicht gelten. Aus verschiedenen Gründen muss eine solche tolerant erscheinende Haltung aber in die Irre führen. Dies habe ich in einem Artikel zu "Es gibt nur eine Medizin" pointiert zusammengefasst [49]. Eine „Ausgliederung" von unwissenschaftlichen Methoden in einen eigenen Bereich innerhalb der Medizin – schon gar, wenn dabei integrale Bestandteile guten ärztlichen Handelns exklusiv in Anspruch genommen werden – ist nicht akzeptabel. Ärzte und Ärztinnen, die Alternativmedizin anwenden, begeben sich in einen Bereich außerhalb der Medizin. Für Heilpraktikerinnen und Heilpraktiker ist immer deutlich, dass es sich um eine Tätigkeit außerhalb der Medizin handelt. Für diese Anbieter von unwirksamen Maßnahmen gelten andere Regeln, die ihrerseits allerdings ethisch nicht weniger problematisch sind.

> Eine „Ausgliederung" von unwissenschaftlichen Methoden in einen eigenen Bereich innerhalb der Medizin, in dem bestimmte Grundsätze der Medizin nicht gelten, kann für Ärzte und Ärztinnen nicht akzeptabel sein.

14.9 Das ethische Problem der „Adelung"

Eine Gruppe um die Münsteraner Medizinethikerin Bettina Schöne-Seifert hat sich intensiv mit der Frage möglicher Folgen einer ärztlichen Anerkennung von Alternativmedizin durch die wissenschaftsorientierte Medizin befasst. Hierfür wurde der Begriff der „Adelung" eingeführt [73]. Anders als beim Einsatz einfacher Placebos, z. B. Zuckerpillen oder Vitamintabletten, kommen in der Alternativmedizin Methoden zum Einsatz, die grundsätzlich gegen die Wirksamkeitsstandards der wissenschaftlichen Medizin verstoßen. Die Autoren schreiben, dass damit nicht nur die erkenntnistheoretischen Grundwerte verraten werden, sondern zugleich auch alle diejenigen Vertreter der konventionellen Medizin, die sich deutlich kritisch zur komplementär-alternativen Medizin äußern. Aus der Sicht von Patienten und deren Angehörigen kann ein verdeckter Einsatz von Praktiken der Alternativmedizin nämlich nur so verstanden werden, dass damit der Wissenschaftsskepsis zumindest teilweise Recht gegeben wird. Es geht also um den Schutz der medizinischen Wissenschaftsorientierung selbst, deren Verdienste und Bedeutung aus heutiger Sicht leicht unterschätzt werden.

> Ein Rückfall der wissenschaftsorientierten Medizin in mystische Vorstellungen oder längst überkommene Praktiken würde zu einem Verlust ihrer Glaubwürdigkeit führen.

Ärzte und Ärztinnen, die neben ihrer verantwortungsvoll ausgeübten ärztlichen Tätigkeit unter Zurückstellung der für sie ansonsten gültigen Standards nicht wirksame Methoden ohne entsprechende Aufklärung anbieten, büßen insgesamt an Glaubwürdigkeit ein.

14.10 Das ethische Problem der Akzeptanz von Unwissenschaftlichkeit

Schon vor mehr als 70 Jahren wurde das Problem, dass die Wissenschaft selbst durch die Akzeptanz der Unwissenschaftlichkeit Schaden nimmt, von dem Mediziner und Philosophen Karl Jaspers sehr klar beschrieben. Mit Bezug auf die Pseudowissenschaft von NS-Ideologen, die sich mit Rassenfragen befasst hatten, beklagte er, dass der Verlust an Wissenschaftlichkeit durch Tolerierung und Anpassungen verstärkt wurde. „Auch an den Universitäten lebten die Wissenschaften in einem Strom von Unwissenschaftlichkeit. Die Zerstreuung der Wissenschaften hat das Ethos der Wahrheit in weiten Kreisen aufgelöst. Der Sturz wurde durch die verbreitete Unklarheit darüber, was Wissenschaft ist, durch die Unwissenschaftlichkeit in alltäglichen Urteilen, durch die Gewöhnung an den Missbrauch der Wissenschaft ermöglicht" [82]. Hierauf wird im Kap. 19 über „Verpflichtung zur Wissenschaft in der Medizin" ausführlicher eingegangen.

14.11 Das ethische Problem möglicher Schäden

Zur Rechtfertigung der Alternativmedizin wird immer wieder vorgetragen, dass sie, auch wenn die Wirksamkeit umstritten sein sollte, zumindest nicht mit Nebenwirkungen verbunden ist und dass daher Gesundheitsschäden weitgehend auszuschließen sind. Die allgemeine Aussage, dass keine medizinische Maßnahme grundsätzlich ohne Nebenwirkung möglich ist, gilt aber auch für die Alternativmedizin. Dabei gilt immer, dass eine Hinnahme möglicher Nebenwirkungen ihre Rechtfertigung nur durch den medizinischen Nutzen erfährt. Ohne entsprechenden nachgewiesenen Nutzen sind auch geringe Risiken für Gesundheitsschäden ethisch nicht vertretbar.

Es kann aber keinesfalls davon ausgegangen werden, dass alternativmedizinische Maßnahmen grundsätzlich ohne Risiken sind. Viele der pflanzlichen Präparate enthalten Substanzen, die toxische Wirkungen insbesondere auf die Leber ausüben können. Da es bei Präparaten aus der Alternativmedizin kein System gibt, schädliche Nebenwirkungen zu erfassen und zu dokumentieren, lassen sich keine Angaben darüber machen, wie oft es zu ernsthaften Komplikationen hierdurch kommt. Das Problem der Nebenwirkungen von Alternativmedizin wurde von Edzard Ernst und Kevin Smith in einer umfangreichen Schrift zum Thema „More Harm than Good?" zusammengefasst [37]. Für Ernst ist deshalb die Homöopathie insgesamt nicht als harmlos anzusehen. Für ihn ergibt sich eine potenzielle Schädlichkeit allein daraus, dass sie sehr häufig anstelle einer notwendigen und wirksamen Behandlung angewendet wird.

Direkte Schadensfolgen wurden auch bei anderen alternativmedizinischen Eingriffen berichtet. Die Akupunktur, bei der es sich ja um einen Eingriff in die körperliche Integrität handelt, ist zwar meist harmlos, kann aber in seltenen Fällen auch zu lokalen Entzündungsreaktionen führen. Bei unsachgemäßer Anwendung sind sogar ernsthafte Komplikationen denkbar, zum Beispiel Lufteintritt in den Brustkorb mit der Folge eines Pneumothorax bei versehentlicher Verletzung des Rippenfels. Chiropraktische Manipulationen an der Wirbelsäule können bei entsprechender Disposition, zum Beispiel bei Osteoporose, zu Verletzungen führen oder sogar Schlaganfälle auslösen [8].

Praktiken der Alternativtherapie sind nicht immer harmlos, sondern können auch mit Risiken verbunden sein.

15

Offenlegung von fehlender Wirksamkeit

15.1 Offene Placebo-Gabe

Unter den verschiedenen Problemen, die mit einer Placebo-Gabe, auch einer Placebo-Gabe in Form einer alternativmedizinischen Maßnahme, verbunden sind, ist die mangelnde Aufklärung und die damit verbundene Täuschung der Patientin oder des Patienten von besonderer Bedeutung. Bisher wird üblicherweise angenommen, dass die Täuschung ein wichtiger Bestandteil der Placebo-Gabe ist, dass eine Wirkung nur dann zu erwarten ist, wenn die Patienten über die Natur der Placebo-Gabe nicht aufgeklärt sind, wenn sie also davon ausgehen, ein wirksames Therapeutikum erhalten zu haben.

Diese Vorstellung wurde aber durch verschiedene Untersuchungen aus den vergangenen Jahren infrage gestellt. Die Annahme, dass zu einer Placebo-Wirkung eine Täuschung notwendig ist, ist nicht generell richtig. Es konnte vielmehr gezeigt werden, dass die Placebo-Wirkung als Teil der kontextabhängigen Wirkungen nicht verschwinden muss, wenn dem Patienten in einem Aufklärungsgespräch die Natur und der Sinn einer solchen Placebo-Gabe erläutert wird, wenn also die fehlende Wirksamkeit offengelegt wird. Dies konnte auch experimentell bestätigt werden [79], [83], [84], [85].

Die Gabe des Placebos selbst ist nur Teil der kontextualen Wirkung. Die mit einer Placebo-Gabe verbundene kontextabhänge Wirkung ist also nicht daran gebunden, dass der Patient nicht über die wahre Natur der verabreichten Substanz informiert ist. Erwartung und Konditionierung lassen sich

J. Köbberling, *Wirkung ohne Wirksamkeit*, https://doi.org/10.1007/978-3-662-65564-1_15

auch bei einer offenen Placebo-Gabe nutzbar machen. Der Arzt oder die Ärztin kann die Aufklärung über die mangelnde Wirksamkeit mit der Aussage verbinden, dass durchaus auch eine Wirkung eintreten kann, obwohl kein spezifischer Wirkstoff verabreicht wurde. Damit kann das Gebot der wahrheitsgemäßen Aufklärung gewahrt bleiben.

Nach mehreren kontrollierten Studien ist die kontextabhängige Wirkung einer Therapiemaßnahme bei Einsatz einer offenen Placebo-Gabe ähnlich wie bei einem verdeckten Placebo. Diese Studien beziehen sich auf sehr unterschiedliche Krankheiten oder Empfindungsstörungen:

- Aufmerksamkeitsdefizit-Hyperaktivitäts-Syndrom (ADHS) [83],
- chronischer Rückenschmerz [86],
- Depression [87],
- Hitzeschmerz [88],
- allergische Rhinitis [89],
- allergische Reaktion auf einen Histaminreiz [90],
- chronisches Schmerzsyndrom [91],
- Reizdarmsyndrom [92],
- gestörtes Wohlbefinden allgemein [93].

Erwartungsgemäß handelt es sich durchweg um Störungen, von denen bekannt ist, dass sie stark von der emotionalen oder psychischen Situation beeinflusst werden können. Manche dieser Störungen werden auch im weiteren Sinn als funktionell bezeichnet. Schwere und ernsthafte Organerkrankungen befinden sich nicht darunter. In einer Studie über offene Placebo-Gabe bei Rückenschmerzen wurden die Schmerzintensität sowie begleitende Depressionen deutlich gebessert, nicht dagegen alle messbaren Bewegungsparameter [94]. Eine Studie zur offenen Placebo-Gabe hat sich experimentell mit einer pharmakodynamisch erwartbaren und reproduzierbaren Reaktion befasst, der Antwort auf einen Histamin-Prick-Test an der Haut. Dabei wurde eindeutig beobachtet, dass durch ein aufklärendes Gespräch über die die offene Placebo-Gabe die zu erwartende Wirkung deutlich abgemildert wurde [90].

Verschiedene Autoren haben sich mit der Frage der Wirkungsweise offener Placebo-Gaben beschäftigt. Nach gängigen Vorstellungen erfolgt die Schmerzwahrnehmung im Gehirn durch von außen kommende Reize, wobei Erwartung und Konditionierung des Patienten die Placebo-Wirkung nur unvollständig erklären können. Die Wirkung beruht auf neurologisch kodierten zentralen Erfahrungen [95]. Verschiedene neurobiologische Untersuchungen lassen erkennen, dass die empfundenen Wahrnehmungen zu einem großen Teil von erlernten Erfahrungen gesteuert werden, die Wahrnehmung also gewissermaßen top down erfolgt [91]. Aus diesen Untersuchungen wurde geschlossen, das eine Wirkung nach offener Placebo-Gabe evidenzbasiert ist. Sie ist nach Ansicht der Autoren klinisch relevant, und ihr Einsatz in der klinischen Medizin erscheint ethisch vertretbar.

Auch die offene Placebo-Gabe ist nur Teil der kontextabhängigen Wirkung. Bedeutsamer als die Gabe der unwirksamen Substanz sind viele Begleitumstände und insbesondere das Arzt-Patienten-Verhältnis. Zur Erzielung einer positiven Kontextwirkung kann es sehr hilfreich sein, die Einnahme mit bestimmten Riten zu verbinden und bestimmte äußere Eigenschaften des Placebos wie Größe, Form, Farbe oder Geschmack zu betonen.

Um das Arzt-Patienten-Verhältnis nicht zu belasten, ist es empfehlenswert, im Aufklärungsgespräch abwertende Begriffe wie „Zuckerpillen" oder Ähnliches zu vermeiden. Besser wäre es zum Beispiel, von unspezifisch wirkenden Maßnahmen zu sprechen, die über seelische Mechanismen, Stressabbau oder andere noch unbekannte Wege bei manchen Patienten zu erfreulichen Besserungen führen können [73].

Die Möglichkeit der offenen Placebo-Gabe wird bisher noch selten wahrgenommen. Dies liegt vor allem daran, dass meistens angenommen wird, mit der ausdrücklichen Information über die stoffliche Wirkungslosigkeit des Präparates ginge die Placebo-Wirkung verloren. Dies ist aber, wie erwähnt, keineswegs immer der Fall.

> Vieles spricht dafür, dass die kontextabhängige Wirkung eines Placebos nicht aufgehoben wird, wenn der Patient oder die Patientin über die fehlende stoffliche Wirksamkeit des Präparates aufgeklärt wird.

Der im Vorwort beschriebenen Behandlungsfall der Patientin mit emotionalen Störungen verbunden mit einem gewissen Leidensdruck, bei der eine Behandlung mit wirksamen Medikamenten nicht angemessen erschien, kann hier als Beispiel dienen. Während des ganzen Behandlungsvorgangs hat die Ärztin der Patientin gut zugehört, ausreichend Zeit eingesetzt und empathisch reagiert. Sie hat darüber hinaus versucht, die kontextabhängige therapeutische Wirkung durch ein Placebo, hier ein nicht wirksames homöopathisches Mittel, zu verstärken. Dies wäre vermutlich in analoger Weise durch eine offene Placebo-Gabe möglich gewesen. Damit hätte sich das Problem der ethisch sehr problematischen Patiententäuschung umgehen lassen können.

Edzard Ernst hat in seinem Blog eine Analyse der Publikationen zur offenen Placebo-Gabe vorgenommen [96]. Er kommt zu dem Schluss, dass die Wirksamkeit insgesamt als statistisch signifikant zu bezeichnen ist. Bei einer kritischen Analyse blieben jedoch Zweifel bestehen, vor allem wegen der noch geringen Fallzahlen und einer auffallenden Heterogenität der Ergebnisse. Edzard mahnt zu einer gewissen Zurückhaltung und macht darauf aufmerksam, dass bei neuen Verfahren häufig ein anfänglicher Enthusiasmus herrscht, der dazu führt, dass vor allem positive Ergebnisse publiziert werden und dass negative Ergebnisse erst mit Verzögerung mitgeteilt werden.

15.2 Offenlegung der mangelnden Wirksamkeit von Alternativtherapie und Placebo

Die mit einer Täuschung verbundenen ethischen Probleme ließen sich also vermeiden, indem die Tatsache der Unwirksamkeit offen kommuniziert wird. Wie bereits im Zusammenhang mit Placebos dargestellt wurde, gehen hierdurch die kontextabhängigen Wirkungen nicht automatisch verloren. Dies lässt sich unmittelbar auf eine Behandlung mit Präparaten der Alternativmedizin übertragen.

Gerade im Zusammenhang mit alternativmedizinischen Maßnahmen lässt sich eine Wortwahl finden, die ohne eine bewusste Täuschung des Patienten auskommt. Es wäre keine Täuschung, wenn im Zusammenhang mit der Gabe von Alternativmedizin davon gesprochen würde, dass die verabreichten Mittel zwar nicht spezifisch wirksam sind, dass es aber trotzdem zu unspezifischen Wirkungen kommen könne, die bei manchen Patienten über seelische Mechanismen, Stressabbau oder andere noch unbekannte Wege zu erfreulichen Besserungen führen [73]. Damit würde genau das zum Ausdruck gebracht, was mit der speziellen Placebo-Therapie in Form einer Methode aus dem Bereich der Alternativmedizin beabsichtigt ist. Auch wenn die Studienlage zu dieser Frage noch begrenzt ist, sind die Ergebnisse von Studien über die Effektivität offener Placebo-Gaben sehr vielversprechend [83].

> Eine Placebo-Gabe in Form eines Medikamentes aus dem Bereich der Alternativtherapie könnte auch dann mit einer positiven Wirkung verbunden sein, wenn die mangelnde Wirksamkeit offen ausgesprochen wird.

Nur wenn die mangende Wirksamkeit des Verfahrens aus der Alternativmedizin offen benannt wird, wenn ihre Anwendung nur im Sinne einer offenen Placebo-Gabe erfolgt, könnte das Problem der Täuschung vermieden werden. Ein fortgesetztes Schweigen über die mangelnde Wirksamkeit der Alternativmedizin gefährdet nämlich nicht nur das Vertrauen vieler Menschen in tatsächlich wirksame Therapien, sondern verstärkt auch immer weiter die mit solchen Maßnahmen verbundenen Täuschungen. Es verbleiben aber auch bei einer Offenlegung viele der genannten ethischen Probleme, insbesondere das Problem der „Adelung" solcher Verfahren. Gerade weil in der Allgemeinbevölkerung oftmals falsche Vorstellungen über die Wirksamkeit von Alternativmedizin herrschen, würde durch die Wahl einer solchen Methode der verbreitete Irrtum verstärkt werden, selbst wenn die mangelnde Wirksamkeit kommuniziert wird. Dies kann dann schnell dazu führen, dass Menschen sich ganz von wirksamen Therapieverfahren abwenden und auch bei schweren und lebensbedrohlichen Erkrankungen auf wirkungslose Therapieversuche bauen.

Mit diesem Vorgehen – einer Offenlegung der mangelnden Wirksamkeit alternativmedizinischer Maßnahmen – ließe sich also das ethische Problem der Täuschung von Patienten umgehen. Es ergibt sich aber die Frage, warum für eine solche offene Placebo-Therapie gerade alternativmedizinische Verfahren zur Anwendung kommen sollen. Wie oben ausgeführt, ist die Alternativmedizin ja mit einer Vielzahl weiterer ethischer Probleme behaftet.

16

Grenzüberschreitungen

16.1 Die Bedeutung von Grenzen bei der Anwendung von Alternativmedizin

Bei vielen mit Alternativmedizin behandelten Krankheiten, funktionellen Störungen oder Befindlichkeitsstörungen treten trotz Fehlens einer wirksamen Therapie Besserungen ein. Wenn es sich dabei nicht um eine spontane Normalisierung handelt oder wenn andere Erklärungsmöglichkeiten nicht herangezogen werden können, handelt es sich um eine Wirkung, die als Ausdruck der kontextabhängigen Faktoren anzusehen ist. Weil in vielen dieser Fälle tatsächlich eine Therapie mit wissenschaftlich begründeten wirksamen Präparaten verzichtbar ist, ließe sich die alternativmedizinische Behandlung vertreten. In diesem Sinne hat die behandelnde Ärztin bei der im Vorwort skizzierten Falldarstellung entschieden. Eine wissenschaftlich begründete medikamentöse Therapie mit einem wirksamen Präparat war bei den funktionellen Störungen der Patientin nicht indiziert. Um die kontextabhängigen Effekte wirken zu lassen, hat sie sich deshalb für eine sicher unschädliche, weil wirkungslose Therapiemaßnahme entschieden und hierfür ein homöopathisches Präparat gewählt.

Auch wenn trotz der beobachteten Heilerfolge verschiedene ethische Probleme verbleiben, auf die in den Kap. 14 und 15 ausführlich eingegangen wird, könnte eine alternativmedizinische Behandlung akzeptiert werden, wenn sie verantwortungsvoll erfolgt und wenn klare Grenzen eingehalten werden. Die Grenzen wären aber überschritten, wenn die alternativmedizinische Behandlung selbst mit Gesundheitsschäden oder einem

J. Köbberling, *Wirkung ohne Wirksamkeit*, https://doi.org/10.1007/978-3-662-65564-1_16

unvertretbaren Risiko verbunden wäre, wie im vorangehenden Kapitel ausgeführt.

Eine nicht vertretbare Grenzüberschreitung liegt aber insbesondere auch dann vor, wenn durch alternativmedizinische Maßnahmen notwendige Behandlungen mit wirksamen Medikamenten oder Verfahren unterbleiben. Fehlbehandlungen und Misserfolge dieser Art werden nicht erfasst, sodass sich hierzu keine Häufigkeitsangaben machen lassen. Immer wieder werden aber in den Medien Einzelfälle berichtet, die z. T. als „Skandale" geschildert werden.

16.2 Alternativtherapie in der Krebsmedizin

Die moderne Krebstherapie verfügt über ein großes Spektrum von wirksamen Behandlungsmethoden, mit denen sich eine Verbesserung der Lebensqualität, der Lebensdauer und nicht selten auch eine vollständige Heilung erzielen lassen. Es gibt nur wenige Bereiche der Medizin, in denen Therapiemaßnahmen so eindeutig auf wissenschaftlich gesicherten Verfahren beruhen wie in der Krebsmedizin. Umso bedauerlicher ist es, wenn wirksame Behandlungen zugunsten nicht wirksamer alternativmedizinischer Behandlungen unterbleiben.

Gerade im Zusammenhang mit Krebserkrankungen wenden sich aber sehr viele Patientinnen und Patienten an Alternativmediziner. Für viele Patienten ist eine Krebstherapie, sei es Bestrahlung, Operation oder Chemotherapie, hochgradig angstbesetzt, sodass mögliche Wege einer Vermeidung solcher Therapien gern aufgegriffen werden. Ein damit verbundener Verzicht auf eine wirksame Therapie oder auch eine Verzögerung kann aber zu schweren Folgen und nicht selten zu einem vermeidbaren Tod führen. Ärzte, die sich an einer solchen Grenzüberschreitung beteiligen, handeln unverantwortlich. Ihr unethisches Verhalten ist nicht nur berufsrechtlich problematisch, sondern kann auch zu haftungsrechtlich bedeutsamen Behandlungsfehlern führen.

Um dies zu vermeiden wird häufig betont, dass alternativmedizinische Behandlungen nicht für eine Krebsbehandlung im engeren Sinne eingesetzt werden, sondern nur als ergänzende Behandlungen, die die eigentliche Krebstherapie nicht ersetzen sollen. Eine solche als „Ergänzung" oder „Unterstützung" der Krebstherapie bezeichnete Behandlung soll vor allem dazu dienen, die Lebensqualität der Patienten zu verbessern. Wenn durch diese „Ergänzungen" die wissenschaftlich begründete Krebstherapie nicht eingeschränkt würde, könnte ein solches Vorgehen im Sinne des Patientenwohls als vertretbar angesehen werden. Hierbei entstehen aber nicht zu übersehende Probleme ganz anderer Art.

Mehrere wissenschaftliche Fachgesellschaften, u. a. die Deutsche Krebsgesellschaft (DKG), die Deutsche Gesellschaft für Gynäkologie und Geburtshilfe (DGGG) und die Deutsche Gesellschaft für Hämatologie und Onkologie (DGHO), haben mit methodischer Begleitung durch die Arbeitsgemeinschaft der Medizinischen Fachgesellschaften eine umfangreiche Leitlinie über Komplementärmedizin in der Behandlung von onkologischen PatientInnen herausgegeben [97]. Es wurden 32 Symptome von A wie Angst bis Z wie zerebrale Ödeme zusammengestellt, die mit einer Einschränkung der Lebensqualität verbunden sind. Als Behandlungsalternativen wurden 68 unterschiedliche Verfahren genannt. Für die verschiedenen Verfahren und ihre Behandlungsziele wurde eine Einteilung in „positive Empfehlungen" und „negative Empfehlungen" vorgenommen.

Auch wenn es sich um eine mit wissenschaftlichen Methoden erarbeitete sog. S3-Leitlinie handelt, unterscheidet sie sich erheblich von anderen Therapieleitlinien. Obwohl keine nachprüfbaren Wirksamkeitsbelege gefunden wurden, wurden unverbindliche Empfehlungen ausgesprochen. Auch für die Symptombehandlung ließe sich aber wissenschaftlich prüfen, ob eine Behandlung wirksam ist, oder ob lediglich kontextabhängige Wirkungen erzielt werden. Die in der Leitlinie vorgenommene Zuordnung der unterschiedlichen alternativen Behandlungsmaßnahem zu speziellen Symptomen vermittelt aber leicht den irreführenden Eindruck, es gäbe eine spezifische Wirksamkeit für die Behandlung von Einschränkungen der Lebensqualität unter einer Tumortherapie. Dies trifft aber nur in seltenen Fällen zu. Die Symptombehandlung erfolgt nicht über ein spezifisches wirksames Medikament, und die beobachteten Wirkungen sind unspezifisch und kontextabhängig. Nur für eine begleitende Maßnahme, nämlich eine Steigerung der körperlichen Aktivität, sowohl vor als auch nach einer Krebsdiagnose, gibt es eine durch Studien belegte Evidenz. Die Studien sprechen dafür, dass durch die körperliche Aktivität sogar das Mortalitätsrisiko gesenkt werden kann [98].

In den allermeisten Fällen handelt sich aber um kontextabhängige unspezifische Wirkungen. Der Inhalt der Leitlinie lässt sich wie folgt zusammenfassen: Unspezifische Wirkungen über Kontextfaktoren lassen sich mit allen aufgezählten Methoden erzielen, aber fast keine der Maßnahmen verfügt über eine Wirksamkeit.

Damit soll der Wert unterstützender Maßnahmen zur Verbesserung der Lebensqualität nicht bezweifelt werden. Neben der Verbesserung der Lebensqualität ist das Patienten-Empowerment das Ziel der begleitenden unspezifischen Therapiemaßnahmen [98]. Hiermit ist gemeint, dass Patienten geholfen werden soll, selbst in der Zeit der Tumortherapie und danach aktiv zu bleiben oder zu werden. Dieses Ziel kann auch ohne spezifisch wirksame Verfahren erreicht werden.

Auch wenn alternativmedizinische Methoden nur zur unterstützenden Behandlung von Symptomen empfohlen werden, liegt ein nicht zu vernachlässigendes Risiko darin, dass die Betonung solcher Methoden im Kontext mit Krebsbehandlungen bei Patienten fälschlicherweise zu dem Eindruck führt, es bestehe eine „Alternative" zu den belastenden wirksamen Therapieverfahren. Dass dieses Risiko tatsächlich besteht, ergibt sich aus den Ergebnissen einer Studie aus dem Jahr 2018 [99]. Unter allen Krebspatienten, die auf alternative Heilverfahren gesetzt hatten, hatten 7 % eine empfohlene Operation abgelehnt. Eine Chemotherapie hatten 34 % abgelehnt, eine Bestrahlung 53 %. In einer Vergleichsgruppe mit ähnlichen Tumorerkrankungen hatten dagegen fast alle Patienten den empfohlenen Therapiemaßnahmen zugestimmt.

Eine unspezifische Begleittherapie zur Symptomlinderung über kontextabhängige Wirkungen ist klar von einer Krebsbehandlung im eigentlichen Sinne zu unterscheiden. Der Begriff einer „unterstützenden" Krebstherapie verwischt diesen klaren Unterschied. Das Risiko für Grenzüberschreitungen auf diesem Gebiet ist leider sehr groß.

> Die Nutzung kontextabhängiger Wirkungen zur Beschwerdelinderung im Rahmen einer Krebsbehandlung ist streng von einer alternativmedizinischen Krebstherapie abzugrenzen und sollte auch nicht als „unterstützende" Krebstherapie bezeichnet werden.

16.3 Grenzüberschreitungen bei sonstigen ernsthaften Erkrankungen

Die Grenzüberschreitung betrifft aber nicht nur die Krebsmedizin, sondern viele andere Bereiche der Medizin mit ernsthaften und z. T. lebensbedrohlichen Erkrankungen. Wenn in solchen Fällen homöopathische Präparate empfohlen werden, liegt auch dann eine Grenzüberschreitung vor, wenn nur eine „unterstützende" Therapie beabsichtigt ist. So findet sich zum Beispiel im Internet [100] zu „Bluthochdruck mit Homöopathie schonend senken" die Angabe, dass bei hochrotem Kopf und Pochen in den Schläfen das Präparat Aurum metallicum besonders wirksam sei, dass Arnica bei

Gefühlen von Beklemmung im Brustraum heilsam auf das Herz-Kreislauf-System wirke und dass Viscum album gegen Kreislaufschwäche, Schwindel und Ohrensausen helfe. Unter dem Suchbegriff „Lungenentzündung" werden verschiedene Präparate zur Behandlung der Pneumonie aufgezählt, die für die Pneumonie begleitende Symptome geeignet sein sollen, Antimonium tartaricum, Arsenicum jodatum und Ferrum phosphoricum [101]. Arsenum-jodatum-Globuli in der Potenz D4 bis D12 soll sich besonders für die Behandlung von Husten, Tuberkulose und Pneumonie eignen, also von lebensbedrohenden Erkrankungen. Patienten oder Patientinnen, die sich auf derartige Empfehlungen verlassen, unterliegen dem Risiko, lebenswichtige Behandlungen zu versäumen.

16.4 Skandalöse Grenzüberschreitungen

Ein sicher extremer Fall einer Grenzüberschreitung stammt aus dem Jahr 2016. Ein belgischer Patient mit Bauchspeicheldrüsenkrebs ließ sich in Deutschland von einem Heilpraktiker mit einer selbst hergestellten Lösung aus 3-Bromopyrovat behandeln. Nachdem der Patient zunächst Tropfen und Spritzen, dann schließlich eine Infusion mit diesem Präparat erhalten hatte, verschlechterte sich sein Zustand dramatisch. Schließlich musste er in ein Krankenhaus eingeliefert werden, wo er am Folgetag verstarb. Nachdem auch eine holländische Patientin und ein weiterer Patient nach einer solchen Therapie durch den Heilpraktiker verstorben waren, wurde die Praxis geschlossen, und der Heilpraktiker wurde vor Gericht gestellt. Im Juli 2019 wurde er vom Landgericht Krefeld wegen fahrlässiger Tötung in drei Fällen, jeweils in Tateinheit mit fahrlässigem Herstellen verfälschter Arzneimittel, zu einer Gesamtfreiheitsstrafe von zwei Jahren verurteilt, die zur Bewährung ausgesetzt wurde. Bemerkenswerterweise wurde die Behandlung mit dem nicht zugelassenen Präparat selbst nicht als strafbar gewertet.

Dieser tragische Fall ist natürlich nicht allgemein auf Behandlungsangebote durch Heilpraktiker zu übertragen. Er kann auch nicht als charakteristisch für die Alternativmedizin angesehen werden. Tragische Einzelfälle allein können nicht den Vorbehalt gegenüber der Alternativmedizin begründen. Einzelfallberichte über skandalöse Fehlbehandlungen werden auch aus der wissenschaftlich orientierten Medizin berichtet. Die Probleme liegen auf einer allgemeineren Ebene.

„Skandalöse" Grenzüberschreitungen bei Anwendung alternativer Heilmethoden kommen vor, begründen aber nicht die Ablehnung von Alternativmedizin. Auch aus der wissenschaftlichen Medizin werden „Skandale"
berichtet.

16.5 Grenzüberschreitung auch ohne strafrechtliche Relevanz

Eine Grenzüberschreitung ganz anderer Art liegt in folgendem Fall vor, über
den die „Rhein-Zeitung" im Mai 2021 berichtete. In der Hochphase der
Corona-Epidemie hat eine Koblenzer Apotheke Globuli gegen die Nebenwirkungen einer Corona-Impfung angeboten. Sie hat mithilfe von Rest-
mengen aus gebrauchten Impfstoffläschchen ein homöopathisches Präparat
in der Verdünnung D30 angefertigt und über das Internet beworben. Dabei
konnte zunächst der Eindruck entstehen, die Globuli seien geeignet, vor
einer COVID-19-Infektion zu schützen.

Nach Intervention der Aufsichtsbehörde teilte die Apotheke mit, sie habe
nicht beabsichtigt, homöopathische Impfstoffe zu vertreiben. Mit der Gabe
ihres Produktes sollen aber verabreichte Impfungen besser und richtiger
wirken, möglichst ohne Nebenwirkungen zu entfalten. Sie hat damit in
freier Auslegung der Ideen von Hahnemann ein neues Therapieverfahren
„erfunden". Nach der Intervention der Aufsichtsbehörde wurde der Verkauf
des Präparates eingestellt.

Auch wenn das Vorgehen nicht strafrechtlich verfolgt wurde, lässt es
sich sicher als unmoralisch bezeichnen. In den unruhigen und von vielen
Ängsten gezeichneten Zeiten der Corona-Epidemie ist es nicht zu ver-
antworten, ein nicht wirksames Verfahren zur Behandlung oder Vorbeugung
anzubieten. Auch wenn nachträglich betont wird, dass es sich lediglich um
eine „unterstützende" Maßnahme handeln sollte, ist das Risiko groß, dass
Menschen meinen, mit einem solchen Präparat auf eine Impfung verzichten
zu können.

17

Ein „Hoch" auf die wissenschaftsorientierte Medizin

17.1 Der umfassende Begriff der wissenschaftlich orientierten Medizin

Wie an mehreren Stellen dieses Buches ausgeführt, ist der Begriff „wissenschaftlich" nicht mit „naturwissenschaftlich" gleichzusetzen. Er weist auch nicht auf eine experimentell ausgerichtete Medizin oder auf eine Betonung der Forschung hin. Die Wissenschaftlichkeit bezieht sich auf die grundsätzliche Bereitschaft zur Infragestellung überbrachter Vorstellungen und auf die Bereitschaft, überprüfbare Belege für das ärztliche Handeln zu finden. Dies bezieht sich auf alle Aspekte der Medizin und schließt ausdrücklich auch die zuwendungsorientierten ärztlichen Eigenschaften ein, die im Zusammenhang mit den Kontextfaktoren eine große Rolle spielen. Mit wissenschaftlicher Medizin ist also die Medizin im umfassenden Sinne gemeint, der Zusatz wissenschaftlich dient lediglich zur Abgrenzung von der Alternativmedizin.

> Zur wissenschaftlich orientierten Medizin gehört nicht nur die Behandlung mit spezifischen und wirksamen Methoden, sondern auch die Nutzung unspezifischer Wirkungen durch kontextabhängige Effekte.

Fast alle Errungenschaften der modernen Medizin sind aus dem Bereich der wissenschaftlich orientierten Medizin entstanden und beruhen auf wirksamen Maßnahmen.

J. Köbberling, *Wirkung ohne Wirksamkeit*, https://doi.org/10.1007/978-3-662-65564-1_17

17.2 Errungenschaften durch wirksame Maßnahmen

Die Errungenschaften der modernen Medizin sind für die meisten Menschen zu einer Selbstverständlichkeit geworden. Angesichts verschiedener struktureller oder persönlicher Defizite im Alltag der wissenschaftlichen Medizin werden aber gelegentlich die enormen Fortschritte der Medizin übersehen, die das Leben und die Gesundheit jedes Einzelnen prägen. Trotz einer verbreiteten Wissenschafts- und Fortschrittsskepsis kann nicht übersehen werden, dass es die Wissenschaft war, die zu den unser heutiges Leben bestimmenden medizinischen Fortschritten geführt hat. Für alle die segensreichen Errungenschaften gilt, dass Wirksamkeitsprüfungen unverzichtbare Bestandteile bei ihrer Entdeckung und Weiterentwicklung bis zur klinischen Anwendung waren. Beispielhaft sollen im Folgenden einige der Meilensteine der wissenschaftlichen Medizin erwähnt werden.

Narkose: Wer möchte noch in einer Welt ohne die Möglichkeit von Vollnarkosen leben? Bis zur Mitte des 19. Jahrhunderts wurden alle Operationen und die vielen notwendigen Amputationen in Kriegen ohne Narkose durchgeführt. Erst im Jahr 1846 wurde erstmals eine Inhalationsnarkose mit Äther durchgeführt, damals noch ein recht riskantes Vorgehen. Die weitere Arzneimittelforschung hat dazu geführt, dass wir heute über eine Vielzahl von Medikamenten verfügen, mit denen sich fast risikolos Vollnarkosen durchführen lassen.

Aspirin: Wer hat noch nie ein Schmerzmittel benötigt? Dem deutschen Chemiker Felix Hoffmann gelang es im Jahr 1897, den Wirkstoff Azetylsalizylsäure zu synthetisieren, der seit dieser Zeit als ASS oder mit dem Namen Aspirin internationale Berühmtheit erlangt hat. Obwohl viele weitere hochpotente Schmerzmittel entwickelt wurden, ist Aspirin weiter das umsatzstärkste Präparat dieser Art. Inzwischen gibt es neben Schmerzstillung und Fiebersenkung weitere Indikationen, bei denen Aspirin eine nachgewiesene und sehr segensreiche Wirksamkeit aufweist, zum Beispiel zur Verhinderung von Blutgerinnseln.

Penicillin: Wer kann sich noch vorstellen, dass jährlich viele Millionen Menschen an den Folgen bakterieller Infektionen gestorben sind? Im Jahr 1928 machte Alexander Fleming durch eine Zufallsbeobachtung die Entdeckung, dass bestimmte Pilze bakterientötende Eigenschaften haben. Innerhalb eines Jahres entwickelte er daraus ein Medikament zur Behandlung von bestimmten bakteriellen Infektionen. Kurze Zeit später wurde von Gerhard Domagk das erste Sulfonamid entwickelt. Durch intensive klinische Forschung konnte inzwischen eine Vielzahl sehr wirksamer Substanzen für den Kampf gegen bakterielle Erkrankungen entwickelt werden. Durch die Resistenzentwicklung bei Bakterien ist dieser Kampf nicht beendet, und weiterhin werden neue wirksame Antibiotika synthetisiert.

HIV-Medikamente: Wer erinnert sich nicht an die weltweite Bedrohung durch HIV und Aids? Nach ihrer Entdeckung entwickelte sich diese neue Infektionskrankheit schnell zu einer todbringenden Geißel der Menschheit. Jahrelang war auch die Medizin machtlos gegen diese neue Epidemie. Erstmals im Jahr 1987 wurde ein damals noch extrem teures und mit vielen Nebenwirkungen behaftetes neues Arzneimittel vorgestellt. Die weitere Forschung hat zu deutlich besseren Medikamenten geführt, die als Kombinationsbehandlung heutzutage den Betroffenen eine fast normale Lebenserwartung mit weitgehender Beschwerdefreiheit ermöglichen.

Insulin: Wer kennt nicht mindestens einen Menschen mit Diabetes mellitus? Bis vor 100 Jahren war die Diagnose einer Zuckerkrankheit noch ein Todesurteil. Nach der Beschreibung des Hormons Insulin und Gewinnung zunächst aus Bauchspeicheldrüsen von Tieren, später durch synthetische oder gentechnische Herstellung, können Diabetiker heute ein fast normales Leben führen. Nachdem immer mehr Menschen den mit Übergewicht und ungesunder Lebensweise verbundenen sogenannten Typ-2-Diabetes entwickeln und weil bei dieser Form der Erkrankung Insulin allein nicht immer mit einer Verbesserung der Krankheitssymptome oder der Lebenserwartung einhergeht, wurden hierfür weitere wirksame Medikamente entwickelt.

Ovulationshemmer: Wer erinnert sich noch daran, dass das Liebesleben sehr häufig mit der Angst vor ungewollten Schwangerschaften verbunden war? Kaum eine Errungenschaft der modernen Medizin hat das Leben der Menschen und unsere Gesellschaft so sehr verändert wie die Entwicklung der „Antibabypille", die 1961 in Deutschland auf den Markt kam. Grundlage hierfür war die Entwicklung eines oral aufzunehmenden Hormonpräparates, des weiblichen Geschlechtshormons Progesteron.

Krebsmedikamente: Wer empfindet nicht Angst vor einer Krebserkrankung? Der Krebs gehört bekanntlich zu den großen Volkskrankheiten mit einer nach wie vor sehr hohen Sterblichkeit. In den 40er-Jahren des vergangenen Jahrhunderts wurden die ersten Chemotherapeutika entwickelt, die damals noch sehr ungezielt gegen verschiedene Krebsformen eingesetzt wurden. Weiterentwicklungen der Präparate haben zu einer Verringerung der anfangs sehr unangenehmen Nebenwirkungen geführt und vor allem dazu beigetragen, dass verschiedene Krebsformen heute sehr präzise und schonend angegriffen und manche Krebsformen sogar vollständig geheilt werden können. Bis heute steht die Onkologie im Zentrum der pharmakologischen Forschung.

Impfungen: Seit dem Altertum sind Epidemien bekannt, die ganze Länder oder sogar Kontinente befallen haben und zu Hunderttausenden von Toten geführt haben. Mit der Entdeckung von Edward Jenner aus dem Jahr 1796 ist mit der Pockenimpfung erstmals eine Möglichkeit entwickelt worden, einer solchen Epidemie Herr zu werden. Im Jahr 1980 wurden die Pocken von der Weltgesundheitsorganisation als weltweit ausgerottet erklärt. Durch die Impfungen gegen Mumps, Masern, Röteln und Diphterie haben die verbreiteten Kinderkrankheiten ihren Schrecken weitgehend verloren. Auch die grausame Kinderlähmung konte zumindest in Europa weitgehend besiegt werden. In diesem Zusammenhang darf nicht vergessen werden, dass die weltweite Corona-Pandemie eine noch viel schlimmere Entwicklung genommen hätte, wenn es nicht gelungen wäre, in sehr kurzer Zeit wirksame Impfstoffe zu entwickeln. Mit diesen Impfstoffen lässt sich das Leben von vielen Millionen Menschen aus allen Ländern retten.

Eine solche Liste mit nachgewiesenen wirksamen Substanzen ließe sich fast unbegrenzt erweitern. Sie alle gehen auf Forschungsaktivitäten im Rahmen der wissenschaftlich orientierten Medizin zurück. Aus dem Bereich der Alternativmedizin ist dagegen keine vergleichbare Entwicklung bekannt. Die mit alternativmedizinischen Verfahren erzielten Wirkungen bleiben immer auf den Einzelfall beschränkt. Allgemeingültige Übertragungen, aus denen sich wirksame Behandlungsmöglichkeiten ergeben haben, sind nicht bekannt.

> Alle großen Errungenschaften der Medizin, die unser Leben begleiten, gehen auf Forschungsaktivitäten der wissenschaftlich orientierten Medizin zurück. Ein Beitrag der Alternativmedizin hierzu ist nicht zu erkennen.

17.3 Naturheilmittel in der wissenschaftlichen Medizin

Es stellt einen weitverbreiteten Irrtum dar, dass die wissenschaftliche Medizin sich ausschließlich auf Medikamente, Operationen oder apparative Therapieverfahren beschränkt. Naturheilmittel gehören zum unverzichtbaren therapeutischen Arsenal auch der wissenschaftlich orientierten

Medizin. Dies lässt sich am Beispiel der Volkskrankheit Bluthochdruck verdeutlichen, die ohne Behandlung mit dem Risiko tödlicher Komplikationen wie Schlaganfällen oder Herzinfarkten verbunden ist. Für diese Erkrankung gibt es ein breites Spektrum wirksamer Medikamente wie Vasodilatatoren, Alphablocker, Betablocker oder Enzyminhibitoren. Häufig lässt sich eine Blutdrucknormalisierung jedoch allein durch natürliche Maßnahmen erzielen wie sportliche Betätigung, Einschränkung des Alkoholkonsums, Gewichtsabnahme mit gesunder Ernährung, insbesondere Verringerung des Salzkonsums. Für alle Teilaspekte dieser Verfahren gibt es wissenschaftlich untersuchte Wirksamkeitsbelege. Auch andere Volkskrankheiten wie Bronchitis mit der Folge einer chronisch obstruktiven Lungenerkrankung (COPD) oder Diabetes mellitus mit den verschiedenen Folgeerkrankungen sind allein mit den genannten Naturheilmitteln, vor allem Änderung der Lebensweise, Ernährungsumstellung und Verzicht auf manche Genussgifte zu vermeiden oder zu behandeln. Die hierzu erarbeiteten Empfehlungen beruhen zum großen Teil auf Ergebnissen von sorgfältig durchgeführten wissenschaftlichen Studien.

17.4 Kontextabhängige Wirkungen in der wissenschaftlichen Medizin

Zum unverzichtbaren Rüstzeug aller der wissenschaftlichen Medizin verpflichteten Ärzte und Ärztinnen gehören auch die Methoden und Mittel, die zu unspezifischen positiven Effekten führen, wie gute Gesprächsführung, Empathie und ganzheitliche Betrachtung des kranken Menschen. Die Beherrschung dieser wichtigen ärztlichen Eigenschaften, die von Alternativmedizinern gern exklusiv für sich in Anspruch genommen werden, muss fester Bestandteil auch der wissenschaftlichen Medizin bleiben bzw. wieder mehr werden. Es muss alles darangesetzt werden, dass derartige Qualitäten nicht unter dem Zeitdruck einer hochtechnisierten und messergebnisorientierten Medizin vernachlässigt werden, weil sie häufig unverzichtbar für den Heilungserfolg sind. Es wäre unverantwortlich, sie ausschließlich der Alternativmedizin zu überlassen.

Empfehlung hierzu wurden von den Autoren des umfangreichen Artikels „Komplementäre und alternative Arzneitherapie versus wissenschaftsorientierte Medizin" zusammengefasst [4]. Weil das Anliegen kaum besser formuliert werden kann, werden einige Absätze aus dem Artikel hier im Wortlaut wiedergegeben:

„Um eine weitere Abwanderung der Patienten mit funktionellen Störungen und chronischen körperlichen Krankheiten in Bereiche der Komplementär- und Alternativmedizin zu verhindern, ist eine stärkere Berücksichtigung und Aktivierung unspezifischer Wirkfaktoren wie Zeit, Verständnis und Mitgefühl notwendig. Dem Erwerb zwischenmenschlicher Fähigkeiten (Empathie, Gesprächsführung) muss ein größerer Stellenwert im Medizinstudium und in der ärztlichen Fort- und Weiterbildung eingeräumt werden. Aufgabe berufsständischer Organisationen und des Gesetzgebers ist es, die administrativen, organisatorischen und finanziellen Voraussetzungen für eine Patientenversorgung zu schaffen, die eine intensivere Zuwendung ohne Verlust an Versorgungsqualität erlauben. Keine akzeptable Lösung bieten jedoch Bemühungen, den Bedarf nach vermehrter Zuwendung und stärkerer Berücksichtigung von Patientenwünschen durch eine Erleichterung des Zugangs zu therapeutischen Maßnahmen zu fördern, deren alleinige Wirkung sich auf Kontexteffekte, nicht aber auf Wirksamkeitsbelege der wissenschaftlichen Medizin begründet.

Ärzte stehen in der Verantwortung, sich um Aufklärung, Ertüchtigung und Ermächtigung ihrer Patienten zu einem mündigen Umgang mit der eigenen Gesundheit und Krankheit zu bemühen, statt bequem und pseudoempathisch den König Kunde sein zu lassen und Wünsche uninformierter Patienten leichtfertig zu erfüllen.

Generell besteht zudem die Gefahr, dass quasi als Ersatz für Zuwendung oder notwendige Aufklärung über das Wesen der Störung eine leichtfertige Bereitschaft zur Gabe von Placebos die weit verbreitete Haltung verstärkt, jede Krankheit oder Befindlichkeitsstörungen müsse, unabhängig von vernünftigen Nutzen-Schadens-Erwägungen, unbedingt mit medikamentösen Maßnahmen therapiert werden. Gerade auch bei funktionellen und somatoformen Erkrankungen sind je nach Schweregrad hausärztliche Beratung oder psychotherapeutische Behandlung einer Medikation, auch mit Placebos, vorzuziehen. Bei chronischen Erkrankungen, insbesondere bei funktionellen Störungen und fortgeschrittenen nicht heilbaren körperlichen Erkrankungen sollte zudem das Verhältnis des Einsatzes von spezifischen und unspezifischen Maßnahmen bezüglich Wirksamkeit, Nebenwirkungen und Kosten überdacht werden."

Auch wenn es nicht immer leicht ist, die Nutzung der positiven kontextabhängigen Wirkungen in die wissenschaftliche Medizin zu integrieren, darf dieses Ziel nie aus den Augen verloren werden.

> Es muss immer das Ziel bleiben, die Nutzung positiver kontextabhängiger Wirkungen als einen wesentlichen Bestandteil der ärztlichen Bemühungen in die wissenschaftliche Medizin zu integrieren.

Obwohl die aktuelle Honorierung ärztlicher Leistungen Fehlanreize für die Durchführung spezifischer Maßnahmen und für die Unterlassung von Gesprächsleistungen in der somatischen Medizin mit sich bringt, müssen Ärzte und Ärztinnen alles versuchen, sich derartigen Tendenzen zu widersetzen. Das Gespräch mit dem Patienten inklusive der Auseinandersetzung mit Lebensbeeinträchtigung und Todesnähe darf nicht ausschließlich Aufgabe von Psychotherapeuten oder Geistlichen sein. Noch weniger wäre es hinzunehmen, wenn genuin ärztliche Aufgaben der Patientenbegleitung, insbesondere eine Gesprächsführung in kritischen Situationen, der alternativen Medizin überlassen würden.

Ärztinnen und Ärzte müssen es lernen, mit der durch Patienten initiierten Wunschmedizin angemessen umzugehen. Bedauerlicherweise besteht häufig die Erwartung, dass jeder Arzt-Patienten-Kontakt mit der Aushändigung eines Rezeptes zu enden hat. Diese Gepflogenheit darf keinesfalls von ärztlicher Seite unterstützt werden. Es widerspricht in höchstem Maße dem ärztlichen Ethos, als Ersatz für die zeitaufwendige Zuwendung und die Aufklärung über das Wesen der Erkrankung ein Rezept auszustellen. Dies gilt gleichermaßen für wirksame, aber nicht erforderliche Medikamente aus dem Fundus der wissenschaftlichen Medizin wie auch für nicht wirksame Verfahren aus dem Bereich der Alternativmedizin. Der unsinnigen, weil unnötigen Medikalisierung darf nicht Vorschub geleistet werden.

17.5 Patientensicherheit im Zentrum der wissenschaftlichen Medizin

Ein wesentliches Merkmal der wissenschaftlichen Medizin ist der durchgehend hohe Stellenwert der Patientensicherheit. Dies betrifft nicht nur die nach sorgfältiger wissenschaftlicher Prüfung zugelassenen Medikamente, sondern auch alle anderen diagnostischen oder therapeutischen Verfahren der modernen Medizin.

Auf verschiedenen Ebenen der verfassten Ärzteschaft spielt die Patientensicherheit eine große Rolle. Sie wird nicht nur durch das strukturierte Zulassungsverfahren für Arzneimittel und Medizinprodukte gewährleistet, sondern vor allem auch durch verpflichtende Fortbildungsnachweise der Ärzte und Ärztinnen. Die Ärztekammern üben eine Überwachungsfunktion aus, und Gutachterkommissionen über ärztliche Behandlungsfehler befassen sich mit möglichen Abweichungen vom wissenschaftlichen Standard.

Weil im Mittelpunkt jeder qualitätsorientierten Gesundheitsversorgung die Sicherheit der Patientinnen und der Patienten steht, wurde im Jahr 2005 das Aktionsbündnis Patientensicherheit e. V. gegründet, das unter der Schirmherrschaft des Bundesgesundheitsministers steht [10]. Es setzt sich durch Erforschung, Entwicklung und Verbreitung geeigneter Methoden für eine sichere Gesundheitsversorgung ein. Entscheidend sind dabei die Glaubwürdigkeit durch Unabhängigkeit, die Bündelung von Facharztkompetenzen, eine multidisziplinäre Vernetzung und eine Nähe zur Praxis der Gesundheitsversorgung. Getragen wird das Aktionsbündnis von Vertretern der Gesundheitsberufe und verschiedener Patientenorganisationen.

Das Arbeitsprogramm des Aktionsbündnisses Patientensicherheit e. V. umfasst eine Reihe von konkreten Projekten, mit denen sich die interdisziplinären und multiprofessionellen Arbeits- und Expertengruppen des Vereins befassen. Die Arbeitsgruppen tagen regelmäßig und veröffentlichen ihre Ergebnisse in Form von Handlungsempfehlungen, Patienteninformationen, Publikationen, die allen Einrichtungen im deutschen Gesundheitswesen sowie Patienten und deren Angehörigen kostenlos zur Verfügung gestellt werden.

Weil unerwünschte Ereignisse durch ungewollte Ergebnisse einer Behandlung die Patientensicherheit gefährden, setzt sich das Aktionsbündnis Patientensicherheit e. V. für Strategien zur Vermeidung unerwünschter Ereignisse ein. Viele unerwünschte Ereignisse gehen auf Fehler zurück, die infolge komplexer und arbeitsteiliger Abläufe entstehen. Das wichtigste Instrument zur Verbesserung der Patientensicherheit ist daher das gemeinsame Lernen aus Fehlern. Hierfür wurden vom Aktionsbündnis spezielle Module eingerichtet, damit der durch das Aufarbeiten von Fehlern gewonnene Lerneffekt einer breiteren medizinischen Öffentlichkeit zugutekommen kann.

Eine derartige Konzentration auf Patientensicherheit und Fehlervermeidung gibt es in der Alternativmedizin, die überwiegend auf persönlicher Erfahrung, Einzelfallbeobachtungen und einer hohen Diversifizierung von Methoden beruht, nicht.

18

Zum Diskurs mit Vertretern der Alternativmedizin

18.1 Mangelnde sachliche Auseinandersetzung mit der Alternativmedizin

Die Akzeptanz nicht-wissenschaftlicher Verfahren der Alternativmedizin ist trotz aller Aufklärungsbemühungen nicht rückläufig, sondern weiter zunehmend. Es ist zu beobachten, dass auch innerhalb des auf Wissenschaftlichkeit ausgerichteten Medizinsystems eine stillschweigende Akzeptanz von Alternativmedizin herrscht. Dabei stellt sich die Frage, warum viele Wissenschaftler, die der Alternativmedizin kritisch gegenüberstehen, diese meist nur pauschal ablehnen, statt sich sachlich mit ihr auseinanderzusetzen.

Einer der Gründe für die stille Hinnahme der Alternativmedizin ist häufig die Schwierigkeit der Argumentation mit ihren Vertretern oder Vertreterinnen. Jürgen Windeler hat sich im Rahmen einer Vortragsserie zum Stellenwert der Wissenschaft in der Medizin [78] mit den Argumentationsstrukturen bei Diskussionen zwischen Anhängern und Gegnern der nicht-wissenschaftlichen Medizin auseinandergesetzt [5]. Er beschreibt ausführlich die Schwierigkeiten einer sachbezogenen wissenschaftlichen Auseinandersetzung auf diesem Themengebiet. Nach seiner Beobachtung sind zwar die Struktur und das Schema der Diskussionen und die hervorgebrachten Argumente seit langer Zeit dieselben, aber die Variabilität der zur Verteidigung unkonventioneller Methoden verwendeten Argumente ist größer geworden. Er stellt anhand von Beispielen eine Reihe typischer und häufig wiederkehrender Argumente dar. Um in entsprechenden Diskussionen nicht scheinbar hilflos und unvorbereitet dazustehen, ist es nach

J. Köbberling, *Wirkung ohne Wirksamkeit,* https://doi.org/10.1007/978-3-662-65564-1_18

Meinung Windelers unerlässlich, die Argumente, ihren Realitätsbezug und ihre oft nur unterschwellige Zielrichtung zu kennen und zu erkennen. Das Erkennen und das dadurch mögliche angemessene Reagieren in Diskursen mit Vertretern der Alternativmedizin ist ein wesentlicher Schritt zur Verbesserung der Position der wissenschaftlichen Medizin in der Öffentlichkeit.

> Eine sachliche Auseinandersetzung mit Vertretern der Alternativmedizin kann sehr schwierig sein. Es ist deshalb sehr hilfreich, sich mit den Argumentationsstrukturen auseinanderzusetzen.

18.2 Unterschiedliche Argumente von Vertretern der Alternativmedizin

Nach meinem Vortrag über „Der Wissenschaft verpflichtet" [7] hat die Zeitung „Die Zeit" hierüber mit dem Titel „Trug der sanften Medizin" berichtet. Bei einer Analyse der Leserbriefe, die daraufhin bei der Zeitung eingegangen waren, wurden bestimmte wiederkehrende Argumente vorgefunden [102].

Besonders beliebt war dabei eine Herabsetzung der wissenschaftlichen Medizin, indem sie als „reine Naturwissenschaft" ohne Patientenorientierung bezeichnet wurde, die, im Gegensatz zu alternativmedizinischen Verfahren, voller Nebenwirkungen sei. Getrieben sei die wissenschaftliche Medizin vor allem durch ökonomische Interessen.

Der Wert der Alternativmedizin wird dagegen mit unzutreffenden tendenziösen Begriffen beschrieben wie „Ganzheitsmedizin", „Naturheilkunde" oder „sanfte Medizin". Sie beruhe nicht auf Placebo-Wirkungen und führe im Gegensatz zur „Schulmedizin" zu echten „Heilungen". Die fehlenden Wirksamkeitsbelege werden mit einer methodischen Unfassbarkeit erklärt. Kasuistische Erfahrungen werden höher bewertet als strukturierte Untersuchungen.

Zur weiteren Begründung der unterschiedlichen alternativmedizinischen Lehren oder Verfahren werden sie häufig idealisiert oder mystifiziert. Die große Verbreitung und hohe Fallzahlen oder das Alter der Methoden dienen als ausreichende Argumente für eine Wirksamkeit.

Sehr gerne werden klassische Zitate von Dichtern oder Philosophen angeführt, die meist aus ihrem eigentlichen Zusammenhang gerissen wurden und deren Bedeutung in ihrem neuen Kontext nicht ersichtlich ist.

Einige Stellungnahmen lassen sich nur schwer verstehen und interpretieren, weil die verwendete Sprache einen wissenschaftstheoretischen Anspruch vortäuscht. Häufig entbehrt die Argumentation aber einer logisch strukturierten Form, und die Gedankenflucht scheint nicht nachvollziehbar. Eine bewusste Missinterpretation von Textpassagen führt dann nicht selten zu einer Diffamierung des Autors mit dem Vorwurf der Inkompetenz.

Auffallend ist, dass rund ein Drittel der kritischen bzw. ablehnenden Zuschriften von Autoren stammte, die eindeutig der Berufsgruppe der Mediziner angehören. Bemerkenswert ist, dass diese in besonderer Weise emotional geprägt sind, vor allem im Zusammenhang mit ökonomischen Aspekten. So schreibt ein Arzt für Allgemeinmedizin „… *damit wird der Kuchen für die Schulmedizin kleiner, und das kann Herr K. natürlich nicht wollen. Dass es noch um etwas anderes gehen könnte als um Macht und Geldverteilung, darauf kommt der Autor nicht.*"

Von einem Arzt für Kinderheilkunde stammt ein Brief, der mit seiner Oszillation über verschiedene Argumentationsebenen sehr bezeichnend ist und deshalb hier auszugsweise wiedergegeben wird: Der Brief beginnt unter Verwendung verschiedener Metaphern auf der emotional beleidigenden Ebene: „*Dem Autor kann zu seiner Synopsis der Paramedizin nur gratuliert werden: Ein grandioser Parforce-Ritt auf dem Gaul des Pauschalurteils durch Sümpfe der Verallgemeinerung und Unwissenheit, der ihn als das entlarvt, was er bekämpft: Ein Dogmatiker!*"

Der Briefschreiber wechselt dann auf eine vermeintlich wissenschaftliche Ebene. Er zitiert die in dem Artikel enthaltene Aussage über eine fehlerhafte Gleichsetzung von Medizin und Naturwissenschaftlichkeit und behauptet „*Leider bleibt der Autor jegliche Erläuterung schuldig, was Medizin sonst wohl sei, wenn nicht Naturwissenschaft*". Nach mehreren emotional geprägten Bemerkungen folgt dann eine Aussage zur Methodik im Zusammenhang mit der Arbeitsweise von Homöopathen: „*Wissenschaft ist: Hypothesen bilden und kritisch überprüfen. Wunderbar! Genau das tut ein Homöopath bei der Erarbeitung seiner Arzneimittelbilder!*"

Dies wäre ein guter Ansatz für einen Diskurs über eine wissenschaftliche Methodik. Bevor hier eingestiegen werden könnte, hat der Briefschreiber aber erneut einen Wechsel auf eine andere Ebene vorgenommen, die in einer allgemeinen Wertediskussion endet und sogar zu dem Vorwurf einer Lüge führt: „*Und fürs Publikum haben sie noch etwas von Naturheilkunde zusammengelogen, so wie der Autor dieses Artikels.*"

Das Ziel solcher Oszillationen ist es, sich einer vertiefenden Erörterung jederzeit entziehen zu können, indem die wissenschaftlich-sachliche Diskussion verlassen und auf eine andere Ebene ausgewichen wird. Dies geschieht möglichst in für den Diskussionsgegner überraschenden Wechseln. Eine daraus resultierende Hilflosigkeit der Diskussionspartner wird in der Öffentlichkeit sehr leicht als Schwäche ausgelegt.

> Ein Diskurs wird häufig sehr schwierig oder sogar undurchführbar, wenn die Befürworter der Alternativmedizin mit ihren Argumenten über verschiedene gedankliche und emotionale Ebenen oszillieren.

18.3 Empfehlung zum Diskurs mit Alternativmedizinern

Grundsätzlich dürfen wissenschaftlich orientierte Mediziner einem Diskurs mit Vertretern alternativmedizinischer Verfahren nicht aus dem Wege gehen, gelegentlich sogar von sich aus anstoßen. Für Menschen, die es gewohnt sind, in wissenschaftlichen Kategorien zu denken und zu argumentieren, ist es aber häufig schwer erträglich, wenn wissenschaftlich unsinnige Behauptungen mit großer Selbstsicherheit vorgetragen werden, ohne diese sachlich zu begründen. Dies kann dann schnell zu emotionalen Reaktionen führen, die für jede weitere Diskussion kontraproduktiv sind.

Die größte Schwierigkeit dürfte regelmäßig darin liegen, die Diskussion auf einer sachlichen Ebene zu halten. Wenn möglich, sollte man gleich zu Beginn des Gesprächs eine Klärung dahingehend versuchen, dass die Verfahren der Alternativmedizin per definitionem keine spezifische Wirksamkeit aufweisen, die mit international anerkannten Methoden überprüft werden könnte. Das Beharren auf dieser Prämisse sollte mit dem Angebot verbunden werden, über die zweifellos immer wieder beobachteten Wirkungen zu sprechen und zu versuchen, hierfür Erklärungen zu finden.

Wie oben dargestellt werden Diskussionen mit Alternativmedizinern häufig dadurch belastet oder fast unmöglich gemacht, dass über verschiedene Argumentationsebenen oszilliert wird. Immer wieder wird man beobachten, dass nach sachlicher Widerlegung eines Argumentes völlig neue Argumente auf anderen Ebenen angeführt werden. Es erfordert etwas Erfahrung, dies zu erkennen und im Gespräch darauf, häufiger mehrfach, hinzuweisen. Die meisten in der wissenschaftlichen Medizin bewanderten Ärztinnen und Ärzte werden einzelne Argumente der Alternativmedizin überzeugend und sachlich kontern können, stoßen aber wegen der häufig fehlenden Fokussierung auf konkrete Diskussionspunkte schnell an Schwierigkeiten.

Gelegentlich kann es besser ein, ein Gespräch zu beenden, wenn eine zielführende und sachliche Diskussion nicht erreichbar erscheint, weil fortgesetzt mit wiederkehrenden Argumenten aneinander vorbeigeredet wird.

18.4 Persönliche Erfahrungen des Autors

Obwohl ich mich seit vielen Jahren mit derartigen Fragen intensiv befasse, habe ich persönlich erlebt, wie schwierig es sein kann, in der konkreten Situation die notwendige Distanz zu wahren und konsequent sachlich zu reagieren. Ich war mehrfach als Vertreter der wissenschaftlichen Medizin zu Diskussionssendungen oder Talkshows im Fernsehen eingeladen. Dabei musste ich die Erfahrung machen, dass die Einladungspraxis vieler Sender nicht darauf ausgerichtet ist, Lösungen für Probleme zu finden, sondern vornehmlich, konträre Ansichten gegenüberzustellen, die häufig eher zu Streit als zu einem sachlichen Gedankenaustausch führen. Dies gilt auch für das öffentlich-rechtliche Fernsehen. Durch die jeweils parallele Einladung von Vertretern der anderen Seite dienten sie überwiegend einem mehr oder weniger heftigen Aufeinanderprallen von Meinungen und Positionen und damit letztlich der Unterhaltung der Zuschauer.

Die erste größere Talkshow musste ich gemeinsam mit Julius Hackethal durchstehen, der mit seinen Simplifizierungen und seinem heftigen Kampf gegen das Establishment in der Medizin viel Unheil angerichtet hat und auch in dieser Fernsehsendung ungeschminkt Unwahrheiten aussprach. Ich entsinne mich, dass ich mich damals zu der Bemerkung hinreißen ließ, Hackethal könne lügen, „dass die Balken brechen". In den weiteren Talkshows bei Marianne Koch in München, beim ZDF-„late night talk" in Berlin oder beim DocCheck Fight Club mit Dr. Frank Antwerpes ging es etwas differenzierter zu, aber auch diese waren nicht danach ausgerichtet, zu einer sachlichen Aufklärung beizutragen. Schlimmer wurde es aber wieder in der Sendung „Menschen bei Maischberger", in der neben einer Teilnehmerin, die im indianischen Outfit mit entsprechenden Utensilien angereist war und die Heilkräfte anpries, die in der Kultur der amerikanischen Ureinwohner verhaftet sind, ein Diskutant geladen war, dessen Heilmethode allein der „Geist" war. Er hatte hierzu mehrere Bücher publiziert und behauptete allen Ernstes, dass sich alle Krankheiten durch den eigenen Geist behandeln lassen. Wenn eine Heilung einmal nicht gelinge, habe man seinen Geist nicht ausreichend bemüht. Diese unsinnige

Behauptung ist mit einer rekursiven und prinzipiell nicht widerlegbaren Beweisführung verbunden, die jede wissenschaftliche Tiefe vermissen lässt und die natürlich auch empirisch nicht haltbar ist. Als der Geistheiler sogar die Querschnittslähmung nannte, die man auf diese Weise selbst heilen könne, habe ich ihn heftig kritisiert und es als unerträglich bezeichnet, dass seine Theorien zu schweren Schuldgefühlen führen können, wenn ein Patient, dem es nicht gelingt, die eigene Krankheit mit dem Geist zu heilen, sich als Versager vorkommen muss.

Die Erfahrung lehrt, dass es sehr schwierig ist, auf emotionale Reaktionen zu verzichten, wenn ein sachlicher Diskurs durch unsinnige und oszillierende Argumente nicht möglich wird. Mit den Bemühungen um Sachlichkeit darf trotzdem nicht nachgelassen werden.

19

Die Verpflichtung zur Wissenschaft in der Medizin

19.1 Missverständnisse zum Wissenschaftsbegriff

Die Wissenschaft in der Medizin erfreut sich leider nicht der allgemeinen Wertschätzung, die ihr zukommen sollte [103]. Dies beruht in erster Linie auf einem Missverständnis des im Zusammenhang mit der Medizin gebrauchten Begriffes der Wissenschaft [104], der häufig fälschlich mit Naturwissenschaft gleichgesetzt wird. Die Grenze zwischen Wissenschaftlichkeit und Unwissenschaftlichkeit in der Medizin liegt aber auf einer anderen Ebene. Wie in vorangehenden Kapiteln erläutert, basiert die wissenschaftlich orientierte Medizin auf Wirksamkeitsbelegen für ihr Handeln und deren Überprüfbarkeit. Sie unterscheidet sich dadurch von Verfahren der Alternativmedizin, bei denen auf Wirksamkeitsbelege verzichtet wird, weil sie allein auf unspezifischen kontextabhängigen Wirkungen beruhen. Ein behaupteter Anspruch auf Wirksamkeit alternativmedizinischer Verfahren ohne entsprechende Belege widerspricht wichtigen Grundsätzen der Medizin.

J. Köbberling, *Wirkung ohne Wirksamkeit*, https://doi.org/10.1007/978-3-662-65564-1_19

19.2 Die Verpflichtung zur Wissenschaft – ein ethischer Imperativ

Im Jahr 2020 habe ich eine Monografie mit dem Titel „Der Wissenschaft verpflichtet" publiziert, die mit einem Plädoyer für eine am Patientenwohl orientierte menschliche Medizin verbunden ist [105]. In dem Buch wurde ausführlich auf einen Vortrag zum gleichen Thema Bezug genommen, der anlässlich des Kongresses der Deutschen Gesellschaft für Innere Medizin im Jahr 1997 gehalten wurde und der fast vollständig im Wortlaut in der Zeitung „Die Zeit" publiziert worden war [7]. Meine zentrale Botschaft war, dass eine wahrhaft menschliche Medizin nur durch die Wissenschaft sichergestellt wird.

Dass die Verpflichtung zur Wissenschaft einen ethischen Imperativ darstellt, wird auch in der Charta zur ärztlichen Berufsethik ausgeführt, die gemeinsam vom American Board of Internal Medicine, der American Society of Internal Medicine, des American College of Physicians und der Europäischen Föderation für Innere Medizin formuliert wurde [81]. Unter der Überschrift „Verpflichtung zur Wissenschaft" ist hier Folgendes ausgeführt: „Der Kontrakt zwischen Medizin und Gesellschaft beinhaltet auch die angemessene Berücksichtigung wissenschaftlicher Erkenntnisse und neuer Technologien. Ärzte haben die Pflicht, wissenschaftliche Standards aufrechtzuhalten, Forschung zu fördern, neue Erkenntnisse zu gewinnen und deren angemessenen Gebrauch sicherzustellen. Die Ärzteschaft ist für die Richtigkeit dieser Erkenntnisse, die sowohl auf wissenschaftlicher Evidenz als auch auf ärztlicher Erfahrung beruhen, verantwortlich." Die Verpflichtung zur Wissenschaft stellt also eine ethische Verpflichtung dar.

19.3 Zweifel und Urteilsfähigkeit in der wissenschaftlichen Medizin

Unter Bezug auf den Philosophen Karl R. Popper wurde der Wert des Zweifels als Quelle des Erkenntnisgewinns herausgestellt und deutlich gemacht, dass der entscheidende Unterschied zwischen der Medizin und allen Formen der Alternativmedizin nicht nur darin besteht, dass Letztere nicht spezifisch wirksam sind, sondern vor allem darin, dass ihre Vertreter nicht bereit sind, sich selbst infrage zu stellen und ihre Ergebnisse und Aussagen jederzeit zu überprüfen. Eine Widerlegbarkeit ist aber Bestandteil und Voraussetzung einer jeden wissenschaftlichen Aussage. Prinzipiell nicht widerlegbare Aussagen, wie sie gern von Vertretern der verschiedenen alternativmedizinischen Verfahren angeführt werden, sind dagegen wertlos.

Ziel des Vortrages aus dem Jahr 1997 war aber nicht eine Diskreditierung der Alternativmedizin, sondern ein Aufruf zur Wahrung der wissenschaftlichen Denkweise innerhalb der Medizin. Vertreter der wissenschaftlichen Medizin wurden aufgefordert, sich aktiv der Gewöhnung an die Missachtung der Wissenschaft entgegenzustellen. Viele Defizite und Missstände im Medizinbetrieb sind nämlich auf eine widerspruchslose Hinnahme der Unwissenschaftlichkeit im alltäglichen Urteilen und eine Gleichgültigkeit gegenüber Täuschung und Unwahrheit als Teil des medizinischen Alltags zurückzuführen. Diese Unsicherheit im Umgang mit Wahrheiten kann der Medizin nicht guttun.

Hieraus ergibt sich die klare Forderung, dass alternativmedizinische Maßnahmen, die keinerlei wissenschaftlicher Überprüfung unterzogen wurden, nicht schleichend als Teil der Medizin hinzunehmen sind. Versuche einer Brückenbildung zwischen wissenschaftlicher und alternativer Medizin sind nicht nur nicht hilfreich, sondern sie zerstören langfristig das Vertrauen in die Medizin. Die klare Grenze zwischen einer wissenschaftlich orientierten Medizin, die nach Wirksamkeitsbelegen sucht und die andererseits auch bereit ist, sich immer wieder infrage zu stellen, und der Alternativmedizin, die bewusst auf Wirksamkeitsbelege verzichtet und die kontextabhängigen Wirkungen ihrer Verfahren als Rechtfertigung darstellt, ist immer wieder klar zu benennen. Die Beachtung des prinzipiellen Unterschiedes gilt auch dann, wenn man in besonderen Einzelfällen, z. B. bei Störungen des Allgemeinbefindens oder bei funktionellen Störungen, bewusst und mit voller Aufklärung auf die Gabe eines wirksamen Medikamentes verzichten wollte und sich ganz auf die Wirkung kontextabhängiger Faktoren beschränken möchte.

Es lässt sich beobachten, dass die traditionelle Trennungslinie zwischen Wahrheit und Lüge häufig durch den Unterschied zwischen Tatsachen und Meinungen ersetzt wird. Missliebige Tatsachen werden zu Meinungen degradiert und grobe Unwahrheiten als „alternative Fakten" bezeichnet. Schon vor über 50 Jahren hat die Philosophin Hannah Arendt davor gewarnt, dass der menschliche Orientierungssinn bedroht werde, wenn die klare Unterscheidung zwischen Tatsachen in Meinungen aufgelöst werde. Eine Verwischung der Grenze zwischen Tatsachen und Meinungen oder zwischen Wahrheit und Unwahrheit zerstöre am Ende die Urteilsfähigkeit.

Die Analogie im medizinischen Umfeld liegt nahe. Wenn wir Wahrheit durch konsequente Wahrheitssuche im Sinne der Wissenschaft verstehen, dann gilt dies für die wissenschaftliche Medizin. Die Verbreitung von Meinungen unter Verzicht auf wissenschaftliche Wahrheitssuche sind dagegen Merkmale der Alternativmedizin. Die Missachtung dieser Trennungslinie, die Gewöhnung an die Unwissenschaftlichkeit im medizinischen Alltag, führt zu einer Gefährdung der Urteilsfähigkeit und damit zu einer Bedrohung der Grundlagen ärztlichen Denkens und Handelns.

Leider hat auch der Gesetzgeber die Grenze zwischen Wissenschaft und Meinungen missachtet, als mit dem Arzneimittelgesetz von 1978 der Beschluss gefasst wurde, drei Verfahren der alternativen Medizin, die Phytotherapie, die Homöopathie und die anthroposophische Medizin, die sich nicht prinzipiell von anderen unwissenschaftlichen Verfahren unterscheiden, dadurch zu „adeln", dass sie im Deutschen Arzneimittelgesetz und im Sozialgesetzbuch als „Besondere Therapierichtungen" anerkannt wurden. Der Ersatz von Anforderungen an die üblichen Kriterien der Medizin bezüglich Wirksamkeit und Unbedenklichkeit wird bei ihnen durch eine sog. „Binnenanerkennung" ersetzt, also durch den eigenen Glauben an die Wirksamkeit. Deutlicher kann die Abgrenzung von der überprüfbaren und am Patientenwohl orientierten wissenschaftlichen Medizin nicht markiert [81] werden.

19.4 Die Wissenschaftlichkeit als Basis für das Vertrauen in die Medizin

Die zunehmende Tendenz, Aussagen weniger nach dem Wahrheitsgehalt als nach deren Brauchbarkeit zur Erlangung bestimmter Ziele auszurichten, greift leider auch zunehmend auf die Medizin über. Sowohl im akademischen Bereich als auch bei der ärztlichen Tätigkeit in Klinik und Praxis sind die Verlockungen groß, von der Verpflichtung zur Wissenschaft in kleineren oder größeren Schritten abzuweichen.

In Kap. 6 „Gründe für den Vertrauensverlust in die Medizin" dieses Buches wurde ausgeführt, welche Entwicklungen zu dem Vertrauensverlust geführt haben. Viele dieser Gründe sind mit einer Vernachlässigung von Grundsätzen der wissenschaftlichen Medizin verbunden. Die für einen Wissenschaftler essenzielle Fähigkeit, Irrtümer einzugestehen, wird zunehmend vernachlässigt. Dies fördert die gerade in der Medizin zu beobachtende Neigung zu gewissenlosen Täuschungen und Selbsttäuschungen.

Hinzu kommt, dass eine Vielzahl von Anreizen direkter und indirekter Art bei der ärztlichen Berufsausübung leicht zur Unterdrückung der eigenen Kritikfähigkeit führt. Die größte Gefahr für die wissenschaftliche Denkweise und die mit ihr verbundene Kritikfähigkeit kommt von den finanziellen Anreizen, die nicht selten zu der Konsequenz führen, dass Entscheidungsfindungen nicht primär am Wohl des Patienten ausgerichtet werden. Wenn Ärztinnen oder Ärzte unwissenschaftliche Verfahren als sog. „Individuellen Gesundheitsleistungen" (IGeL) anbieten, dann dient dies nicht dem Patientenwohl, wohl aber der Vermehrung des Einkommens der Ärzte. Damit werden gerade hier die Grundsätze der Wissenschaftlichkeit missachtet.

Eine neue Dimension der Gewissensbelastung entsteht in den letzten Jahren dadurch, dass durch verschiedene Klinikträger ärztliche Entscheidungen erzwungen werden, die eindeutig nicht dem Patienteninteresse, sondern dem ökonomischen Interesse der Kliniken dienen. Diese Vernachlässigung des Patientenwohls lässt sich durch die betroffenen Ärzte und Ärztinnen nur ertragen, wenn sie ihrerseits alle Ansätze zum Zweifel oder zu einer Kritik unterdrücken. In Zusammenhang mit dieser leider deutlich zunehmenden Vernachlässigung der Wissenschaftlichkeit, die unmittelbar zum Nachteil der Patienten gereicht, muss an den Ausspruch von Jaspers erinnert werden: „Die Unwissenschaftlichkeit ist der Boden der Inhumanität."

19.5 Ablehnung der Wissenschaft – Vertrauensverlust und Verschwörungstheorien

Die stille Hinnahme unwissenschaftlichen Gedankengutes und die Gewöhnung an die Unwissenschaftlichkeit im medizinischen Alltag rächen sich zunehmend. Diese unheilvolle Toleranz hat dem verbreiteten Vertrauensverlust gegenüber der wissensbasierten Medizin Vorschub geleistet.

Diese Entwicklung ist auch auf Fehler der Politik zurückzuführen, die unter Hinweis auf einen Methodenpluralismus bei der Novellierung des Arzneimittelgesetzes der Homöopathie und anderen nicht wissenschaftlich begründeten Therapierichtungen einen Sonderstatus eingeräumt hat. Die Tatsache, dass Leistungen auf dem Gebiet der Homöopathie auch von einigen gesetzlichen Krankenkassen übernommen wurden, hat dazu beigetragen, dass die klare Unterscheidung zwischen wirksamen und nicht wirksamen Verfahren zunehmend verwischt wurde.

Annähernd alle Parteien meiden seit Jahrzehnten die Auseinandersetzung mit den Anhängern und Anhängerinnen alternativer Heilmethoden. Viele Verantwortliche im Gesundheitswesen und in den Parlamenten haben die Propagierung nicht wissenschaftlicher Methoden in der Medizin klaglos hingenommen, gelegentlich sogar unterstützt, und damit zu dem weit verbreiteten Misstrauen gegenüber der Wissenschaft im Allgemeinen und speziell der wissensbasierten Medizin beigetragen.

Dies wird erschreckend deutlich im Zusammenhang mit der Ablehnung wissenschaftlicher Erkenntnisse zur Corona-Epidemie durch die Bewegung der Impfgegner. Einige Menschen bleiben selbst in der Pandemie bei ihrer Überzeugung und versuchen, die Corona-Infektion mit homöopathischen Mittel zu heilen. Die gedankliche Nähe von Impfgegnern und Homöopathieanhängern lässt sich auch in Zahlen ausdrücken. Unter den Anhängern der Homöopathie lehnen nach einer Umfrage 63 % die Impfung gegen Corona ab, ein deutlich höherer Anteil als in der Allgemeinbevölkerung.

Die Sinnhaftigkeit staatlicher Regeln und Anordnungen wird dann sogar offen infrage gestellt und bekämpft, eine Entwicklung, die den Boden für allerlei Verschwörungstheorien bildet. Dies führt bei Impfgegnern gelegentlich zu Argumenten, die sachlich nicht nachvollziehbar sind und häufig grundlegenden wissenschaftlich gesicherten Tatsachen widersprechen.

> Die jahrelange stillschweigende Akzeptanz unwissenschaftlicher Verfahren in der Medizin hat zu einem allgemeinen Misstrauen gegenüber der Wissenschaft geführt und den Boden für allerlei Verschwörungstheorien bereitet.

Bei der zunehmend aggressiv auftretende Gruppe der sich selbst als „Querdenker" bezeichnenden Impfgegner vermischen sich esoterisch ausgerichtete Personen mit Sympathien für die Alternativmedizin einerseits mit Personen, die rechtes Gedankengut bis zur Verfassungsfeindlichkeit verbreiten. Was diesen sehr unterschiedlichen geistigen Strömungen gemeinsam ist, ist die Ablehnung wissenschaftlicher Erkenntnisse als Grundlage eigener Entscheidungen, aber auch als Grundlage für staatliches Handeln. So entsteht aus der Wissenschaftsskepsis eine allgemeine Skepsis gegenüber hoheitlichen Organisationen. Diese Entwicklung muss zunehmend als Gefahr für unser Gemeinwesen und damit für unsere demokratische Grundordnung angesehen werden.

19.6 Die Unwissenschaftlichkeit als Boden der Inhumanität

Der schon mehrfach erwähnte Ausspruch von Karl Jaspers über die Unwissenschaftlichkeit als Boden der Inhumanität stammt aus einer Schrift von Jaspers aus dem Jahr 1951 über die Erneuerung der Universität [106]. Japsers bezieht sich dabei auf einen Vortrag, den er anlässlich der Wiedereröffnung der Medizinischen Fakultät in Heidelberg unmittelbar nach dem Ende des Nationalsozialismus gehalten hat [82]. Die Kernaussagen seines Vortrages lauteten: „Wissenschaft und Humanität sind unlösbar verbunden. Wo Wissenschaft verlassen wird, da werden Phantastik und Täuschung ein Glaubensersatz, durch den die Irrenden an ihre Fanatismen gebunden werden. Die Unwissenschaftlichkeit ist der Boden der Inhumanität" [106].

> Der Arzt und Philosoph Karl Jaspers hat in seinen Schriften die Gewöhnung an den Missbrauch der Wissenschaft beklagt. „Wissenschaft und Humanität sind unlösbar verbunden. Die Unwissenschaftlichkeit ist der Boden der Inhumanität."

Der gleiche Gedanke findet sich literarisch verarbeitet schon bei Goethe, der in „Faust – der Tragödie erster Teil" den Teufel sagen lässt:

„Verachte nur Vernunft und Wissenschaft,
des Menschen allerhöchste Kraft,
lass nur in Blend- und Zauberwerken
dich von dem Lügengeist bestärken,
so hab ich dich schon unbedingt."

20

Die Verpflichtung zur Patientenzuwendung in der Medizin

20.1 Gute Patientenzuwendung und wissenschaftlich orientierte Medizin

Im Kapitel über die Verpflichtung zur Wissenschaft in der Medizin wurde in Kap. 19.2 betont, dass die Annahme, allein durch die Wissenschaft könne eine gute und menschliche Medizin erreicht werden, einen fundamentalen Irrtum darstellt. Für eine am Patientenwohl orientierte Medizin bedeutet die Verpflichtung zur Wissenschaft nur einen Teilaspekt. Die Wissenschaftlichkeit ist zwar eine unverzichtbare Grundvoraussetzung, aber für eine gute, menschliche und nur am Wohl der Patienten ausgerichtete Medizin sind viele weitere Voraussetzungen erforderlich, die leider im modernen Medizinbetrieb zunehmend verlorengehen. Hierzu gehören Aspekte der Patientenzuwendung, die eigentlich im zwischenmenschlichen Umgang selbstverständlich sind: freundliche und häufig mit bestimmten Riten verbundene Begrüßung, direkter Blickkontakt, aufrichtige Frage nach dem Befinden, aufmerksames Zuhören, Verwendung von verständlicher Sprache, aufmunternde Gesten etc.

Neben der Empathie gehört zur Patientenzuwendung auch eine Betrachtung des ganzen Menschen und seiner Leiden in körperlicher und seelischer Hinsicht.

Von Anhängern der Alternativmedizin wird immer wieder hervorgehoben, dass die Patientenzuwendung und die ganzheitliche Betrachtungsweise spezifisch für ihre Verfahren seien. Dem ist entgegenzusetzen, dass

die genannten Aspekte einer patientenorientierten menschlichen Medizin
unverzichtbar auch zur wissenschaftlichen Medizin gehören.

> Die Annahme, eine menschliche und am Wohl des Patienten oder der Patientin
> orientierte menschliche Medizin ließe sich mit einem Verzicht auf Wissen-
> schaftlichkeit leichter realisieren, wäre ein fundamentaler Irrtum.

Die konsequente Patientenzuwendung ist auch für die wissenschaftlich orientierte Medizin von zentraler Bedeutung, und sie muss ihr fester
Bestandteil bleiben. Dies immer wieder zu betonen, ist besonders wichtig,
weil das Risiko einer Vernachlässigung der Patientenorientierung angesichts einer hochtechnisierten und auf Zahlen und andere Messergebnisse
orientierten Medizin und angesichts des Zeitdrucks im ärztlichen Alltag sehr
groß ist.

Für die auf wissenschaftlicher Basis arbeitenden Ärzte und Ärztinnen
in Kliniken und in Praxen stellt aber die Erfüllung der Ansprüche einer
Patientenzuwendung im Rahmen der ihnen zur Verfügung stehenden Zeit
eine ständige Herausforderung dar. Auch wenn es häufig nicht durchführbar
erscheint, darf dieses Ziel nie aus den Augen verloren werden, und es muss
alles darangesetzt werden, dass die Patientenzuwendung nicht unter dem
Zeitdruck vernachlässigt wird.

Das durchschnittliche Zeitbudget in der Kassenarztpraxis beträgt
sieben Minuten für jeden Patienten, während für eine „homöopathischen
Anamnese" ein Zeitrahmen von einer Stunde vorgesehen ist. Da die Alternativmedizin wegen des für sie nicht geltenden Vergütungssystems unter
völlig anderen Bedingungen bezüglich der Zeitvorgaben arbeitet, ist leicht
verständlich, weshalb bei ihr die Aspekte der Patientenorientierung leichter
realisierbar sind.

Trotzdem wäre es unverantwortlich, die genannten Merkmale einer
patientenorientierten Medizin der Alternativmedizin zu überlassen.
Empathie und Zuwendung lassen sich auch in einem Gespräch von sieben
Minuten zeigen. Nur wenn eine gute Patientenzuwendung mit den ver-
schiedenen genannten Aspekten gelingt, lässt sich eine Abwanderung von
Patienten mit funktionellen Störungen und chronischen körperlichen
Krankheiten in den Bereich der Alternativmedizin verhindern. Es ist eine
Aufgabe berufsständischer Organisationen und des Gesetzgebers, die
administrativen, organisatorischen und finanziellen Voraussetzungen für
eine Patientenversorgung zu schaffen, die eine intensivere Zuwendung ohne
Verlust an Versorgungsqualität erlaubt.

20.2 Patientenzuwendung, der wichtigste Kontextfaktor

Die Patientenorientierung stellt nicht nur eine Frage der Höflichkeit oder der Erfüllung allgemeiner Gebote der Mitmenschlichkeit dar, sie auch entscheidend für den Heilungserfolg.

Bei funktionellen und somatoformen Erkrankungen, bei denen medikamentöse Behandlungen nicht indiziert sind, ist die Nutzung unspezifischer kontextabhängiger Wirkungen häufig sehr hilfreich. Einer der wichtigsten Faktoren ist hierbei die Patientenzuwendung in ihren verschiedenen Teilkomponenten. Nicht selten ist hiermit allein ein ausreichender Therapieerfolg zu erzielen, und psychotherapeutische Verfahren lassen sich vermeiden. Auch bei chronischen Erkrankungen, die mit wissenschaftlich gesicherten Therapieverfahren behandelt werden, ist der Einsatz unspezifischer Begleittherapien mit dem Ziel der Nutzung kontextabhängiger Wirkungen erfolgversprechend. Nicht selten lässt sich dadurch die Gabe von Medikamenten einsparen und das Risiko von Nebenwirkungen verringern. Der Einsatz von spezifischen und unspezifischen Maßnahmen bezüglich Wirksamkeit, Nebenwirkungen und Kosten muss regelmäßig abgewogen werden.

> Es muss ständiges ärztliches Bemühen bleiben, die Patientenzuwendung als wichtigen kontextabhängigen Faktor zur Nutzung unspezifischer Heilwirkungen in die wissenschaftliche Medizin zu integrieren.

Leider bringt die aktuelle Honorierung ärztlicher Leistungen Fehlanreize für die Durchführung technischer Maßnahmen und für die Unterlassung von Gesprächsleistungen mit sich. Ärzte und Ärztinnen müssen immer wieder bemüht sein, sich derartigen Tendenzen zu widersetzen. Das Gespräch mit dem Patienten inklusive der Auseinandersetzung mit Lebensbeeinträchtigung und Todesnähe darf nicht ausschließlich Aufgabe von Psychotherapeuten oder Geistlichen sein.

Die Zuwendung lässt sich nicht durch eine Placebo-Gabe ersetzen. Generell besteht zudem die Gefahr, dass quasi als Ersatz für Zuwendung oder notwendige Aufklärung über das Wesen der Störung eine leichtfertige Bereitschaft zur Gabe von Placebos die weitverbreitete Haltung verstärkt, jede Krankheit oder Befindlichkeitsstörungen müsse, unabhängig von vernünftigen Nutzen-Schadens-Erwägungen, unbedingt mit medikamentösen Maßnahmen therapiert zu werden.

Eine sorgfältige Anamneseerhebung ist Grundlage für die Planung von diagnostischen Schritten und darauf aufbauenden Therapieoptionen. Sie ist aber auch selbst eine therapeutische Maßnahme im Sinne unspezifischer Heileffekte. Dies hat sich die Alternativmedizin mit der einstündigen homöopathischen Anamnese zunutze gemacht, und so ist es nicht verwunderlich, dass auch mit den nicht spezifisch wirksamen Therapieverfahren oft gute Wirkungen erzielt werden. An dieser Stelle darf noch einmal an die Falldarstellung im Vorwort erinnert werden. Die Ärztin hat mit einem hohen Maß an Zuwendung den gewünschten Erfolg erzielt. Es darf aber vermutet werden, dass diese bei der Patientin eingetretene Wirkung auch ohne die Verordnung eines unwirksamen Präparates eingetreten wäre.

20.3 Die Kunst des Heilens

In seinem Buch „Die verlorene Kunst des Heilens" weist Bernard Lown darauf hin, dass die körperliche Untersuchung mit den Händen durch die behandelnde Ärztin oder den Arzt traditionell zum ärztlichen Berufsbild gehört [107]. Angesichts des Vordringens technischer Untersuchungsverfahren gerät dies aber zunehmend in den Hintergrund. Dabei wird der besondere Stellenwert der körperlichen Berührung im Arzt-Patienten-Verhältnis übersehen, die einen der wichtigsten Kontextfaktoren für unspezifische Heilwirkungen darstellt. Der hierfür notwendige Zeitaufwand ist nur eine kleine, aber häufig sehr nachhaltige Investition im Prozess des Behandelns und Heilens.

Die gleichzeitige Betonung von wissenschaftlich orientierter Medizin mit wirksamen Methoden und von der Nutzung der Patientenzuwendung als Teil der unspezifischen kontextabhängigen Wirkungen, von Bernard Lown als die „Kunst des Heilens" [107] bezeichnet, ist besonders bei berühmten und wissenschaftlich ausgewiesenen Ärztinnen und Ärzten zu beobachten. So gehört Bernard Lown zu den herausragenden Wissenschaftlern auf dem Gebiet der Herzkrankheiten. Auf ihn geht die bis heute geltende Klassifizierung der verschiedenen Herzrhythmusstörungen zurück. Mit der von ihm erfundenen Elektrodefibrillation bei Kammer- und Vorhofflimmern wurden Tausende Menschen gerettet. Dieser Wissenschaftler hat sich aber andererseits auch intensiv mit Fragen einer gelungenen Arzt-Patienten-Beziehung befasst, weil er der Überzeugung ist, dass zum Heilen die Patientenzuwendung neben den wissenschaftsbasierten Methoden unverzichtbar ist.

In seinem in viele Sprachen übersetzten Buch „Die verlorene Kunst des Heilens" fasst Lown seine Erkenntnisse über das „Heilen" folgendermaßen zusammen: „Unser Gesundheitssystem droht zusammenzubrechen, wenn der ärztliche Berufsstand sein Augenmerk vom Heilen wegbewegt, das damit beginnt, dem Patienten zuzuhören. Da es unökonomisch ist, viel Zeit mit dem Patienten zuzubringen, wird die Diagnose mittels Ausschlusskriterien gestellt. Dies öffnet die Schleusen für endlose Tests und Prozeduren. Das medizinische Versorgungssystem wird erst dann gesunden, wenn der Patient wieder in den Mittelpunkt des Tagesablaufs eines Arztes rückt." Bernard Lown hat eine Vielzahl von Krankengeschichten beschrieben, bei denen allein durch Zuhören und andere Aspekte der Patientenzuwendung der Heilungsverlauf deutlich gefördert wurde.

Schon in den Jahrhunderten vor der Technisierung der Medizin galt die Heilwirkung der Patientenzuwendung zum selbstverständlichen ärztlichen Wissen und Handeln. So hat Hippokrates, der berühmteste Arzt des klassischen Altertums, auf dessen Eid sich bis heute die internationale Ärzteschaft beruft, schon vor 2500 Jahren darauf hingewiesen, dass manche Patienten allein durch ihr gutes Einvernehmen und die Zufriedenheit mit ihrem Arzt wieder gesund werden.

Die beste wissenschaftliche Ausrichtung macht noch nicht einen guten Arzt aus, wenn sie nicht von einer Patientenzuwendung begleitet ist. Umgekehrt gilt auch, dass eine Patientenzuwendung unter Vernachlässigung wissenschaftlicher Erkenntnisse nicht den Anforderungen an gute Medizin gerecht wird.

> Wissenschaftlichkeit und Patientenzuwendung sind die beiden unverzichtbaren Eigenschaften, die gute Ärztinnen und Ärzte ausmachen.

Literatur

1. **Bock, K.D.** *Wissenschaftliche und alternative Medizin. Paradigmen – Praxis – Perspektiven.* Berlin: Springer Verlag, 1993.
2. **Gerok, W.** Grundlagen und Grenzen der Wissenschaftlichen Medizin. [Buchverf.] J. Köbberling. *Die Wissenschaft in der Medizin.* Stuttgart: Schattauer Verlag, 1992, S. 27–42.
3. **Raspe, H., Hofer, H.-G., Krohs, U.** *Praxis und Wissenschaft. Fünf Disziplinen – eine Familie.* Münster: BRILL/mentis, 2020.
4. **Anlauf, M., L. Hein, H.-W. Hense, J. Köbberling, R. Lasek, R. Leidl, B. Schöne-Seifert.** Complementary and alternative drug therapy versus science-oriented medicine. *GMS German Medical Science – an Inerdisciplinary Journal.* 2015, Bd. 13:Doc 05.
5. **Windeler, J.** Argumentationsstrukturen bei der Verteidigung nicht wissenschaftlich begründeter Verfahren in der Medizin. [Buchverf.] Köbberling, J. *Die Wissenschaft in der Medizin – Selbstverständnis und Stellenwert in der Gesellschaft.* s.l.: Schattauer Verlag Stuttgart, 1992, S. 83–115.
6. **Grams, Natalie.** *Was wirklich wirkt. Kompass durch die Welt der sanften Medizin.* Berlin: Aufbau Verlag GmbH, 2020.
7. **Köbberling, J.** Der Wissenschaft verpflichtet. *Med. Klinik, Bd. 92.* 1997, S. 181–189.
8. **Ernst, E.** *SCHMU – Scheinmedizinischer Unfug.* Hannover: jmb-Verlag, 2019.
9. **Berlin-Brandenburgische Akademie der Wissenschaften.** Das digitale Wörterbuch der deutschen Sprache (DWDS).
10. **Aktionsbündnis Patientensicherheit.** *info@aps-ev.de.*
11. **Fünftes Sozialgesetzbuch.** SGB V, Fassung vom 27. September 2021, zU „Leistungen". S. §2.

12. **Wehner, M., J. Köbberling.** Der Wirksamkeitbeleg als Grundlage für die Beurteilung von Diagnose und Therapieverfahren im medizinischen Gutachten. *Versicherungsmedizin.* 2002, Bd. 54, S. 182–184.

13. **Glaeske, G.** Das Dilemma zwischen Wirksamkeit nach AMG und patientenorientiertem Nutzen. *Deutsches Ärzteblatt.* Februar 2012, S. 115–116.

14. **Köbberling, J.** Bessere Patientenversorgung durch Evidenz-basierte Medizin? [Buchverf.] M.R. und W. Bartens Fischer. *Zwischen Erfahrung und Beweis. Medizinische Entscheidungsfindung und Evidence-based Medicine.* Bern: Hans Huber Verlag, 1999, S. 263–272.

15. **Köbberling, J.** Klinische Medizin und evidenzbasierte Medizin. [Buchverf.] J. und H.H. Raspe Michaelis. *Die Evidenzbasierte Medizin im Lichte der Fakultäten. Medizinische Forschung Band 1.* Basel: Schwabe und Co., 2002, S. 141–142.

16. **Köbberling, J., M. Wehner.** Alternativen zur evidenzbasierten Medizin (EbM). *Z. ärztl. Fortb Qual.sich. (ZaeFQ).* 2000, Bd. 94, S. 246–248.

17. **Köbberling, J.** Die trendbasierte Medizin – Jede Satire ist noch zu toppen. *Z. ärztl. Fortb. Qual.sich.* 2002, Bd. 96, S. 623.

18. **Köbberling, J., S. Haffner.** Rechtssicherheit und Rechtspraxis bei der Risikoaufklärung vor Arzneimittelgabe. *Med. Klinik.* 2002, Bd. 97, S. 516–523.

19. **Köbberling, J.** Der Zweifel als Triebkraft des Erkenntnisgewinns in der Medizin. [Buchverf.] G. Ollenschläger, H.H. Raspe, G. Jonitz und F.W. Kolkmann, R. Kunz. *Lehrbuch der Evidenz-basierten Medizin in Klinik und Praxis.* s.l.: Deutscher Ärzteverlag, 2000, S. 18–29.

20. **Federspiel, K., V. Herbst.** *Die Andere Medizin – „alternative" Heilmethoden für Sie bewertet.* [Hrsg.] Stiftung Warentest. 2005. ISBN 3-937880-08-0.

21. **Ernst, E.** Komplementärmedizin – eine kritische Analyse. *Wien. Med. Wochenschrift.* 2008, Bd. 158, S. 218–221.

22. **Köbberling, J.** Der Wissenschaft verpflichtet. *Med. Klinik.* 1997, Bd. 92, S. 181–189.

23. **Endres, H.G., M. Zenz, C. Schaub, A. Molsberger, M. Haake, K. Streitberger, G. Skripka, C. Maier.** German Acupuncture Trials (gerac) address problems of methodology associate with acupuncture studies. *Schmerz.* 2005, Bd. 19, S. 201–204, 206, 208–210.

24. **Gemeinsamer Bundesausschuss.** *Akupunktur zur Behandlung von Rücken- und Knieschmerzen wird Kassenleistung.* April 2006.

25. **Molsberger, A.** *GERAC Trials in Germany – Overview, results and impact. Keynote lecture at the 10 Years Post-NIH Consensus Confgerence.* University of Maryland, Baltimore, USA: s.n., 2007.

26. **Jian-Feng, T., Y. Jing-Wen et al.** Efficacy of intensive Acupuncture versus Sham Acupuncture in Knee Osteoarthritis: A Randomized Controlled Trial. *Clinical Trials. gov identifier NTC03366363.* 2020.

27. **Besondere Therapierichtungen.**   https//www.bfarm.de/Arzneimittel/Arznei Zulassungsarten/besondere Therapierichtungen.

28. **Ernst, E.** The efficacy of herbal medicine – an overview. *Fundam Clin Pharmacol.* 2005, Bd. Aug. 19 (4), S. 405–409.

29. **Lasek, R., PGAM deSmet.** UAWs von Phytotherapeutika. [Buchverf.] B, R. Lasek, H. Düppenbecker, KH Munter Müller-Oerlinghausen. *Handbuch der unerwünschten Arzneimittelnebenwirkungen.* München: Urban & Fischer, 1999, S. 650–646.

30. **Weymayr, C., Heißmann, N.** *Die Homöopathie-Lüge.* München: Piper Verlag, 2012.

31. **Gießelmann, K.** Randnotiz: Globukalpse Now! *Dtsch. Ärzteblatt* 2019; 116, S. A-1257.

32. **Lübbers, C.** [Hrsg.] Vom Umgang mit Homöopathie. *Dtsch Ärzteblatt* 2021; 118, S. B1043.

33. **Anlauf, M., Aust, N., Bertelsen, H.W., Boscheinen, J., Ernst, E., Friedrich, D.R., Grams, N., Hofer, H.G., Hoyningen-Huene, O., Hübner, J., Hucklenbroich, P., Nowack, C., Raspe, H., Reichahrdt, J.O., Schmacke, N., Schöne-Seifert et al.** *Münsteraner Memorandum Homöopathie.* Münster: s.n., 2018. S. 1–10.

34. **Freuding, M., Keinki, C., Kutschan, S., Micke, O. Buentzel, J., Huebner, J.** Mistletoe inoncological treatment: a systematic review, Part 2. *Journal of Cancer Research and Clinical Oncology.* 2019, Bd. 145, S. 927–939.

35. **Freuding, M., Keinki, C., Micke, O., Buentzel, J., Huebner, J.** Mistletoe in oncological treatment: a systematic review, Part 1. *Journal of Cancer Research and Clinical Oncology.* 2019, Bd. 145, S. 695–707.

36. **Ernst, E.** Homöopathy: promotion versus evidence. *J Soc Integr Oncol* 2006, Bd. 4, S. 113–115.

37. **Ernst, E., Smith, K.** *More Harm than Good – the Moral Maze of Complementary and Alternative Medicine.* Cham: Springer International Publishing, 2018.

38. **Shang, A., K. Huwiler-Müntener, L. Nartey, P. Jüni, S. Döring, J.A.C. Sterne, D. Pewsner, M. Egger.** Sind die klinischen Wirkungen der Homöopathie Placebo-Effekte? Vergleichende Studien von Placebo-kontrollierten Studien der Homöopathie und Allopathie. *Lancet.* 2005, Bd. 366, S. 726–732.

39. **Editorial.** The end of homöopathy. *Lancet.* 2005, Bd. 366, S. 690.

40. **Weymayr, C.** Soll man Homöopathika an Patienten untersuchen? Nein! *Skeptiker.* 2013, Bd. 4, S. 171–174.

41. **Windeler, J.** Evidenzbasierte Medizin und „Scientabilität" – Widerspruch oder Ergänzung. *Skeptiker.* 2013, Bd. 4, S. 175–177.

42. **Erdmann, E.** Pharmakotherapie: Kann man Digitalis noch verordnen? *Dtsch. Ärzteblatt, Supplement: Perspektiven der Kardiologie.* 2016.

43. **Maddox, J., R. Randi, W.W. Stewart.** „High dilution" experiments, a delution. *Nature.* 1988, Bd. 334, S. 287–290.

44. **Langenbach, S., J. Köbberling.** Studie zu Biorhythmen. *Skeptiker.* 1994, Bd. 3.

45. **Hüsgen, I.** Wer glaubrt noch an Paranormales? *Skeptiker.* 2021, Bd. 34, S. 82–84.

46. **Mestel, R., Hüsgen, I.** Der Glaube an Paranormales 2021. *Skeptiker.* 2021, Bd. 34, S. 137–143.

47. **Jansen, E.** The role of Complementary and Alternative Medicine in Healthcare System: A German Paradox. *Complementary Medicine Research.* 2017, Bd. 24, S. 290–294.

48. **Gerst, Th.** Dialogforum Pluralismus in der Medizin: Politische Absicherung des Erreichten. *Dtsch Ärzteblatt* 2010, Bd. 107, S. A 2286.

49. **Köbberling, J.** Es gibt nur eine Medizin – das Dialogforum „Pluralismus in der Medizin" hat sich auf einen Irrweg begeben. *Z. Evid. Fortbild. Qual. Gesundh.wesen.* 2011, Bd. 105, S. 628–630.

50. **Maibach-Nagel, E.** Heilpraktikerwesen – Selbstbestimmung und Gefahr. *Dtsch Ärzteblatt* 2017, Bd. 114, S. 33–34.

51. **Ernst, E.** *Nazis, Nadel und Intrigen. Erinnerungen eines Skeptikers.* Hannover: jmb-Verlag, 2015.

52. **Anlauf, M., N. Aust, H.W. Bertelsen, J. Boscheinen, E. Ernszt, D.R. Friedrich, N. Grams, et al.** *Münsteraner Memorandum Heilpraktiker.* Münster: s.n., 2017. S. 1–11.

53. **Geist-Heilen.** Lehrangebote unter www.heilseminar-burkhard.ch oder www.learntoheal.net.

54. **BVerfG, 2. Kammer, Beschluss vom 2.März 2004.**

55. **Weidenhammer, P.** Forschung zu Naturheilverfahren und Komplementär-medizin: Luxus oder Notwendigkeit? *Dtsch Ärzteblatt* 2006, Bd. 103, S. A29.30.

56. **Härtel, U., E. Volger.** Inanspruchnahme und Akzeptanz klassischer Natur-heilverfahren und alternativer Heilmethoden in Deutschland – Ergebnisse einer repräsentativen Bevölkerungsstudie. *Forschende Komplementärmedizin und Klassische Naturheilkunde.* 2004, Bd. 11, S. 327–334.

57. **Marstedt, G., S. Moebus.** Inanspruchnahme alternativer Methoden in der Medizin. *Gesundheitsberichterstattung des Bundes 9, hg. v. Robert Koch-Institut.* 2002, S. 3–31.

58. **Bücker, B., Groenewold, Y., Schäfer, T.** The use of complementary alter-native medicin (CAM) in 1001 German adults: result of a population-based telephone survey. *Gesundheitswesen.* 2008, Bd. 70, S. 29–36.

59. **Marstedt, G.** Alternative Medizin: Eine Bilanz aus Patientensicht. *Gesund-heitsmonitor, ein Newsletter der Bertelsmann-Stiftung.* 2003, S. 2–5.

60. **Gauler, T.C., T.R. Weihrauch.** *Placebo – Ein wirksames und ungefährliches Medikament?* s.l.: Urban & Schwarzenberg, 1997.

61. **Windeler, J.** Ausmaß von Placebo-Effekten. [Buchverf.] W., AW Bauer, R. Haux, W. Herzog, K.Rüegg, J.C. Eich. *Wissenschaftlichkeit in der Medizin.* Frankfurt: s.n., 1998, S. 60.81.

62. **Windeler, J.** Placebo-Effekte. *Z Ärztl Fortbild Qual Gesundheits-wesen* 2007, Bd. 101, S. 307.

63. **Bundesärztekammer.** *Placebo in der Medizin, Empfehlungen des wissen-schaftlichen Beirats.* s.l.: Deutscher Ärzteverlag, 2010.

64. **Wood, F.A., Howard, J.P., Finegold, J.A., Nowbar, A.N., Thompson, D.M., Arnold, A.D., Rajkumar, C.A., Connolly, S.** N-of-1 Trial of a Statin, Placebo, or No Treatment to Assess Side Effects. *New. Engl. J. of Med.* 2020, Bd. 383, S. 2182–2184.

65. **Braillon, A.** Placebo is far from benign: It is disease-mengering. *Amer. J. of Bioethics.* 2009, Bd. 9, S. 36–38.

66. **Finiss, D.G., T.J. Kaptchuk, F. Miller, F. Benedetti.** Placebo Effects: Bio-logical, Clinical and Ethical Advances. *Lancet.* 2010, Bd. 375, S. 686–695.

67. **Price, D.D., Finniss, D.G., Benedetti, F.** A conprehensive review of the placebo effect: recent advances and current thought. *Annu. Rev. Psychol.* 2008, Bd. 59, S. 565–590.

68. **Amanzio, M., Benedetti, F.** Neuropharmacological dissection of placebo analgesia: expectation-activated opioid systems versus conditioning-activated specific subsystems. *J. Neurosci.* 1999, Bd. 19, S. 484–494.

69. **Levine, J.D., N.C. Gordon, H.L. Fields.** The mechanism of placebo analgesia. *Lancet.* 1978, S. 654–657.

70. **Petzrovic, P., Kalso, E., Petersson, K.M., Ingvar, M.** Placebo and Opioid Analgesia – Imaging a Shared Neuronal Network. *Science.* 2002, Bd. 295, S. 1737–1740.

71. **Benedetti, F., Carlino, E., Pollo, A.** How Placebos Change the Patient's Brain. *Neuroparmacology.* 2011, Bd. 36, S. 339–354.

72. **Miller, F.G., Kaptchuk, T.J.** The power of context: reconceptualizing the placebo effect. *J. R. Soc. Med.* 2008, Bd. 101, S. 222–225.

73. **Schöner-Seifert, B., Friedrich, D.R., Reichardt, J.-O.** CAM-Präparate als therapeutische Placebos: wissenschaftstheoretische und medizinische Überlegungen. *Zeitschrift für Evidenz, Fortbildung und Qualität im Gesund-heitswesen.* 2015, Bd. 109, S. 245–254.

74. **Oeltjenbruns, J., M. Schäfer.** Klinische Bedeutung des Placeboeffektes. *Der Anästhesist.* 2008, Bd. 57, S. 447–463.

75. **Ernst, E., K.L. Resch.** Concept of true and perceived placebo effects. *Brit. Med. J.* 1995, Bd. 311, S. 551.

76. **Hróbjartsson, A., C. Gotzsche.** Placebo interventions for all clinical conditions. *Ccochrane Database Syst. Rev. CD00394.* 2010.

77. **Kleinman, I., P. Brown, L. Librach.** Placebo pain medication. Ethical and practical considerations. *Arch Fam Med.* 1994, Bd. 3, S. 453–457.

78. **Peck, P.** *AMA: Ethics Council's Stance on Placebo Therapy Stirs Unease.* 2002.

79. **Miller, F.G., A. Colloca.** The Legitimacy of Placebo Treatment in Clinical Practice: Evidence and Ethics. *Amer. J. of Bioethics.* 2009, Bd. 9, S. 39–47.

80. **Köbberling, J.** *Behandlungsfehler und Arzthaftung – praktische Hinweise für Ärzte und Patienten.* Berlin: De Gruyter Verlag, 2016.

81. **Köbberling, J.** Charta zur ärztlichen Berufsethik. *Z. ärztl. Fortb. Qual.sich.* 2003, Bd. 97, S. 76–79.

82. **Jaspers, K.** Die Wissenschaft im Hitlerstaat. *Rechenschaft und Ausblick.* München: Pieper Verlag, 1951, S. 186–191.

83. **Sandler, A.D., J.W. Bodfish.** Open-label use of placebos in the treatment of ADHD: a pilot study. *Child Care Health Dev* 2008, Bd. 34, S. 104–110.

84. **Kam-Hansen, S., M. Jakubowski, J.M. Kelley, I. Kirsch, D.C. Hoaglin, T.J. Kaptchik, R. Burstein.** Altered placebo and drug labeling changes the outcome of episodic migraine attacks. *Sci. Transl. Med.* 2014, Bd. 6.

85. **Andler, A.D., J.W. Bodfish.** Open-label use of placebo in the treatment of ADHD: a pilot study. *Child Care Health Dev.* 208, Bd. 34, S. 104–110.

86. **Carvalho, C., J.M. Caetano, I. Cunha, P. Rebouta, T.J. Kaptchuk, I. Kirsch, I.** Open-label placebo treatment inchronic low back pain: a randomized controlled trial. *Pain.* 2016, Bd. 157 (12), S. 2766–2772.

87. **Kelley, J., T.J. Kaptchuk, C. Cusin, S. Lipkin, M. Fava.** Open-Label Placebo for Major Depressive Disorder: A Pilot Randomized Controlled Study. *Psychother. Psychosom.* 2012, Bd. 81(5).

88. **Locher, C., A. Frey Nascimento, I. Kirsch, J. Kossowsky A. Meyer, I. Gaab.** Is the rationale more important than deception? A randomized controlled trial of open-label placebo analgesia. *Pain.* 2017, Bd. 158 (12), S. 2320–2328.

89. **Schaefer, M., T. Sahin, B. Berstecher.** Why do open-label pacebos work? A randomized controlled trial of an open-label placebo induction with and without extended information about the placebo effect in allergic rhinitis. *PLoS ONE.* 2018, Bd. 13.

90. **Leibowitz, K.A., E.J. Hardebeck, J.P. Goyer, A.J. Crum.** The role of patients beliefs in open label pacebo effects. *Health Psychology.* 2019, Bd. 38 (7), S. 613–622.

91. **Kaptchuk, T.J., C.C. Hemond, F.G. Miller.** Placebos in chronic pain: evidence, theory, ethics, and use in clinical practice. *Brit. Med. J.* 2020, Bd. 1668 DOI https://doi.org/10.1136/bmj.m 1668.

92. **Lembo, A., J.M. Kelley, J. Nee, S. Ballou, J. Iturrino, V. Cheng, V. Rangan, J. Katon et al.** Open-label placebo vs double-blind placebo for irritable bowel syndrome: a randomized clinical trial. *Pain.* 2021, Bd. 162 (9), S. 2428–2435.

93. **Kleine-Borgmann, J., K. Schmidt, M. Billinger, K. Forkmann, K. Wiech, U. Bingel.** Effects of open-label placebos on test performance and psychological well-being in healthy medical students: a randomized controlled trial. *Scientific Reports Nature Research* 2021, S. 2130.

94. **Kleine-Borgmann, J., K. Schmidt, A. Hellmann, U. Bingel.** Effects of open-label placebo on pain, functional disability, and spine mobility in patients with chronic back pain: a randomized controlled trial. *Pain.* 2019, Bd. 160, S. 2891–2897.

95. **Kaptchuk, T.J.** Open-Label Placebo: Reflections on a Research Agenda. *John Hopkins University Press.* 2018, Bd. 61, S. 311–334.

96. **Ernst, E.** http://edzardernst.com. [Online]

97. **Arbeitsgemeinschaft der Wissenschaftlichen Medizinischen Fachgesellschaften (AWMF).** *S3-Leitlinie Komplementärmedizin in der Behandlung von onkologischen PatientInnen.* 2021. AWMF-Registernummer 032/055OL.

98. **Hübner, J., M. Beckmann, M. Follmann, M. Nothacker, F.J. Prott, B. Wörmann.** Komplementärmedizin in der Behandlung von onkologisch erkrankten Patienten. *Deutsches Ärzteblatt.* 2021, Bd. 118, S. 654–659.

99. **Johnson, S.B., H.S. Park, C.P. Gross.** Complementary Medicine. Refusal of Conventional Cancer Therapy, and Survival Among Patients With Curable Cancers. *JAMA Oncol.* 2018, Bd. 4, S. 1345–1381.

100. **Liefeline.** Therapien > Homöopathie. https://www.lifeline.de/therapien/homoeopathie.

101. **Homöopathieportal.** https://www.globuli.de/.

102. **Köbberling, J., J. Seifert.** Die Argumentationsstrukturen von Anhängern paramedizinischer Verfahren. *Zeitschrift für Evidenz, Fortbildung und Qualität im Gesundheitswesen.* 2015, Bd. 109, S. 262–269.

103. **Köbberling, J.** *Die Wissenschaft in der Medizin – Selbstverständnis und Stellenwert in der Gesellschaft.* Stuttgart, New York: Schattauer Verlag, 1992.

104. **Köbberling, J.** Der Begriff der Wissenschaft in der Medizin. *Z. ärztl. Fortb. Qual.sich.* 1998, Bd. 92, S. 520–522.

105. **Köbberling, J.** *Der Wissenschaft verpflichtet – biographische Notizen und Plädoyer für eine am Patientenwohl orientierte menschliche Medizin.* Berlin: De Gruyter Verlag, 2020.

106. **Jaspers, K.** Erneuerung der Universität. *Rechenschaft und Ausblick.* München: Pieper Verlag, 1951, S. 137–147.

Stichwortverzeichnis

Printed in the United States
by Baker & Taylor Publisher Services